시리즈 1. 코어

힘 · 훈련 · 해부학

Fuerza. Entrenamiento. Anatomía

통합 개념 및 분석

제롬 마일로 지음
대표 역자 조요셉

대성의학사

Contents

제롬 마일로

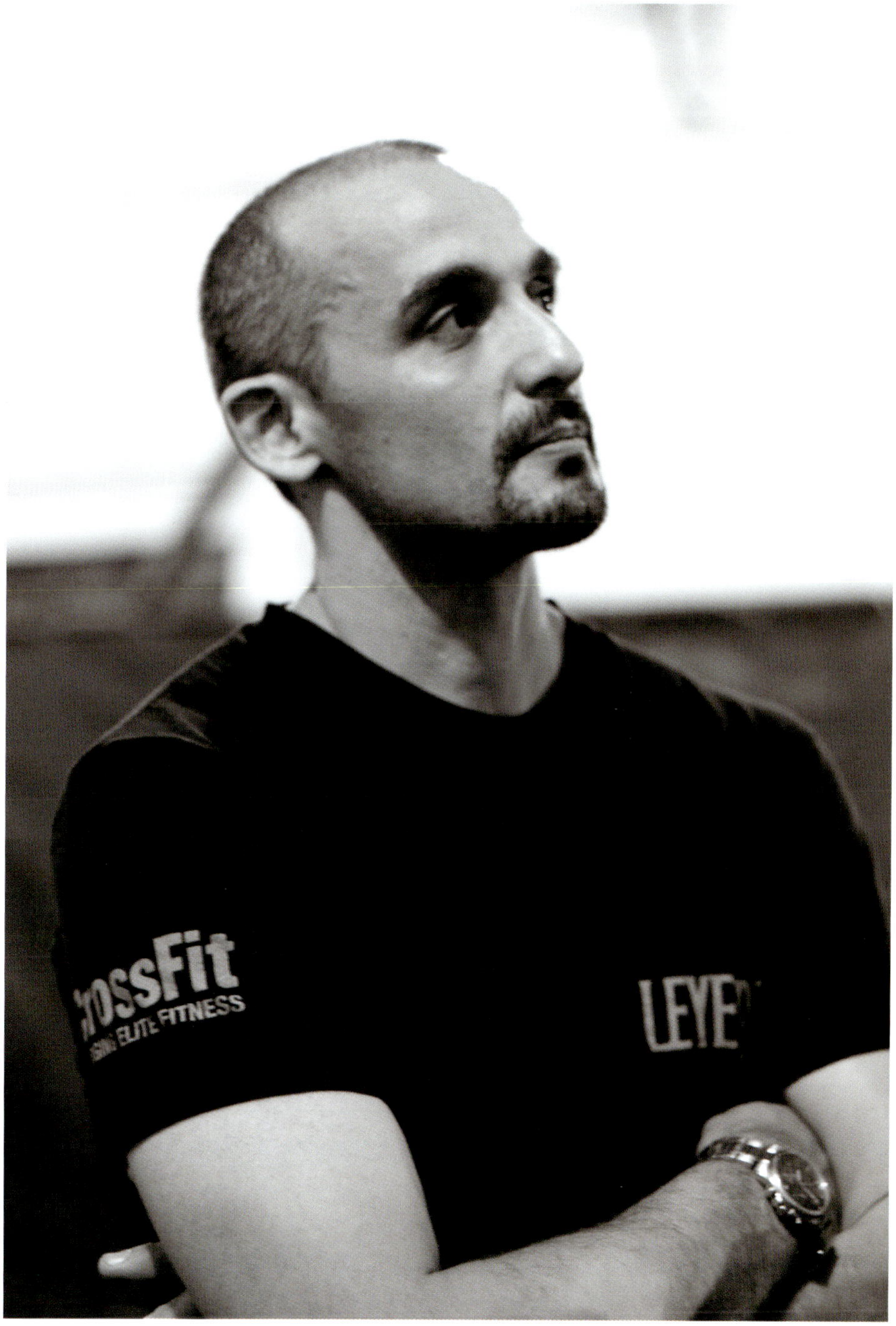

제롬 마일로는 라틴 아메리카에서 케틀벨 트레이닝의 선구자 중 한 명이자 운동의 해부학적-기능적 분석에 대한 전문가이다. 그는 명확한 설명과 스페인어로 된 교재의 다양한 개발로 인정받고 있으며, 현재는 대륙 전체에서 '코치들의 코치'로 인정받고 있다.

역자 서문

제롬 마일로의 기능성 트레이닝 시리즈 세 권을 접하고 이 책들을 통해 그의 유머와 트레이닝에 대한 진실성을 느끼게 되었습니다. 자신을 과시하기 위한 기능성 트레이닝이 아닌 모두가 오락과 같이 즐기며, 친근하게 접하게 하려는 마음이 이 책 전체에 나타나 있습니다.

엘리트 스포츠뿐만 아니라 생활 스포츠에서도 기능을 위해 전문가들뿐 아니라 일반 대중에게도 기능성 트레이닝의 중요성과 관심도가 높아진 트렌드에 맞게 이 책은 각 동작들이 어떠한 기능을 위해 진행되어야 하고 어떤 스포츠와 연관되었는지에 대해 다루고 있습니다.

이 책은 전문가라면 조금 더 즐기며 볼 수 있고, 일반인들 역시 어렵지 않게 읽을 수 있도록 만들어져 있습니다. 해부학부터 근막, 텐세그리티에 대한 최신 견해까지 다루고 있습니다.

제롬 마일로가 경험했던 것들에 비하면 너무 적은 경험이지만 저와의 공통점은 호기심이 강하다는 것입니다. 저는 태권도부터 비보이, 보디빌딩, 케틀벨, 불가리안백, 인디언밀, 바벨, 덤벨, 물구나무서기, 요가, 필라테스, 무용과 같은 움직임들을 접하고 각각의 기술적 특성들의 아름다움과 각 분야의 특색을 발견했으며, 근막, 해부학, 스포츠 의학, 병리학, 재활, 움직임 인지, 운동조절 등 많은 이론들을 통해 스포츠와 움직임 그리고 이론의 연결을 모색하는 방법들을 지속적으로 배우고 있습니다.

끝으로 이 책을 통해 몸의 외부적, 내부적 안정성을 몸으로 느끼고 즐기며 글의 한계를 넘어서 많은 분들이 죽을 때까지 사랑하는 기능성 운동이 되었으면 합니다.

이 교재를 번역하는 데 동참해 준 박주영, 한승철 외 다른 선생님들께도 너무 감사하고, 번역이 되기까지 열심히 이끌어 주시고 다듬어 주신 백형진 교수님께도 감사드립니다.

대표 역자 조요셉

머리말

나의 운동 경력은 중국 무술, 주짓수, 태극권, 기공, 스포츠 체조 및 기타 격투 스포츠에서 시작되었다. 공식적으로는 정골의학, 해부학, 생체 역학 및 생리학을 공부했지만 삶에서 나는 운동의 대부분을 독학으로 배웠고 계속 발전시키고 있다. 2000년대 초반에 거의 구할 수 없었던 파벨의 책 몇 권을 읽은 후 케틀벨을 훈련하기 시작했다. 당시 나를 괴롭혔던 피라미드 증후군과 같은 질병에 도움이 되는 후외측 사슬의 편심 수축 운동으로 풍차 동작을 연습하라는 파벨의 권유를 듣자마자 이것이 내가 해야 할 운동이라는 확신이 들었다. 이러한 원리를 이해하고 동작을 연습한 후 나는 케틀벨의 마법에 완전히 빠졌고 힘이 삶에서 가장 중요하고 결정적인 요소가 되기 시작했다.

무술에 적합한 움직임으로 근력을 강화하는 방법을 찾았기 때문에 나의 악순환의 고리를 해결하기 시작했다. 처음에는 아르헨티나에 케틀벨이 없었고(부에노스 아레스 체육관의 잊힌 유물을 제외하고) 첫 번째 해외에서 온 수련생을 훈련시키기 위해서 아르헨티나에서 케틀벨을 만들어야만 했다. 또한 혼자서 이러한 훈련을 시작하려면 케틀벨이 필요했다. 몇 달간의 기획, 자본 투자, 독창성 및 필요한 기술에 대한 연구 끝에 나는 이 나라에서 최초의 케틀벨을 만들 수 있었다. 훈련 도구를 만들 수 있게 되면서 나는 혼자서 제대로 훈련을 시작할 수 있었고 가능한 한 빨리 국제적인 강사들과 함께 워크숍을 시작하기 위해서 현지 커뮤니티를 만들었다. 가장 먼저 하드 스타일과 스포츠 케틀벨(기르보이) 방법을 혼합하여 가르쳤다.

몇 년 동안 미국, 독일, 남아프리카 등 해외를 방문하고 여행하면서 라틴 아메리카와 관련하여 각 나라마다 관점이 다르고 합의에 도달하기가 어렵다는 것을 알게 된 후, 나는 러시아, 특히 전 세계 케틀벨의 상징적 도시인 상트페테르부르크에 위치한 케틀벨의 요람으로 여행가기로 결정했다. 그곳에서 나는 HMS(명예 스포츠 마스터) 아르세니 제르나코프, 안톤 아나센코, 세르게이 라쉬친스키 등 역사상 최고의 케틀벨 선수들과 데니스 바실레프, 코스토프, 베니체 등 스포츠의 거장들과 함께 훈련했다.

이 여행 후 나는 이름에서 알 수 있듯이 라틴 아메리카를 구성하는 국가들을 위해 공동의 이익 증진을 위해 접근 가능한 무료 형태로 스페인어로 보급하는 데 우선 순위를 두는 KBLA_{Kettlebell Latin America}를 설립하였다.

2008년부터 나는 KBLA를 대표하여 10회 이상의 국제 강사 과정, 인증 및 연수를 조직했다. 또한 칠레, 우루과이, 파라과이, 브라질, 페루, 에콰도르, 콜롬비아, 코스타리카 및 아르헨티나 지방을 여행했다. 부에노스아이레스, 산타크루즈, 리오네그로, 산타페, 후후이, 엔트레 리오스, 차코, 미션스, 멘도사, 코리엔테스, 코르도바를 여행했다. 2010년부터는 IUKL(국제 케틀벨 리프터 연합)의 공식 규칙에 따라 라틴 아메리카 최초의 스포츠 케틀벨 토너먼트도 진행했다.

최근 몇 년 동안 나는 소셜 네트워크의 콘텐츠와 매뉴얼, 교육용 비디오 및 온라인 강좌와 같은 원본 자료, 특히 이 매뉴얼의 기초이자 '공인 케틀벨 트레이너'와 '기능해부학 및 운동 패턴의 기초'라는 두 가지 과정의 개발과 플랫폼의 콘텐츠 생성에 전념해 왔다.

이 책의 사용법

이 책의 목표는 기능해부학적 측면을 체력 훈련, 주요 운동과 통합하는 것이다.

이 시리즈는 총 세 권으로 구성되었으며 그 내용은 아래의 번호 순서대로 진행된다. 이 매뉴얼을 통해서는 해부학을 간단하게 소개하지만, 근력 운동의 진정한 기능에 대한 깊은 이해라는 분명한 목표를 가지고 있다.

1. 이 책과 후속 시리즈를 이해하는 데 필요한 용어, 개념 및 구조, 특히 몸통의 구조와 기능에 대한 포괄적인 소개를 할 것이다.

2. 하지와 관련된 모든 것이 포함되며 첫 번째 매뉴얼의 개념을 계속해서 심화하며 생체역학의 기본 개념이 포함된다.

3. 상지와 관련된 모든 것이 포함되어 전체 해부학 및 기능적인 부분이 완성된다. 여기에서는 근력 운동의 생체역학 및 기능 분석에 대한 가장 심오한 개념이 제시된다.

세 권의 시리즈는 적용과 읽기에 있어 완전히 독립적이지만 하나의 완전한 작품으로 결합할 수 있다. 이 매뉴얼은 해부학에 대한 논문이 아니므로 근력 운동에 필요한 운동 예제 또는 개념과 관련된 구조만 포함할 것이다. 우리는 고립된 움직임이 아닌 신체와 함께 복합 운동(여러 근육 그룹을 사용)을 살펴볼 것이지만 해당 훈련 모델에 대한 대위법을 설정하지 않는다. 고립된 운동의 경우 데라비에Delavier 또는 콘트레라스Contreras의 저서와 자료 같은 탁월한 작품이 있다.

이 매뉴얼은 모든 근육과 기존의 모든 운동에 대한 해부학이 아니다. 여기에서는 기능 해부학을 설명하는 것으로 간주되는 것만 사용했다. 이후 2권과 3권에서 운동 및 해부학적 구조 목록을 더 디테일하게 다룰 것이다. 이제 남은 것은 이 프로그램을 현장에 적용하고 사용하기 위해 마음을 여는 것이다.

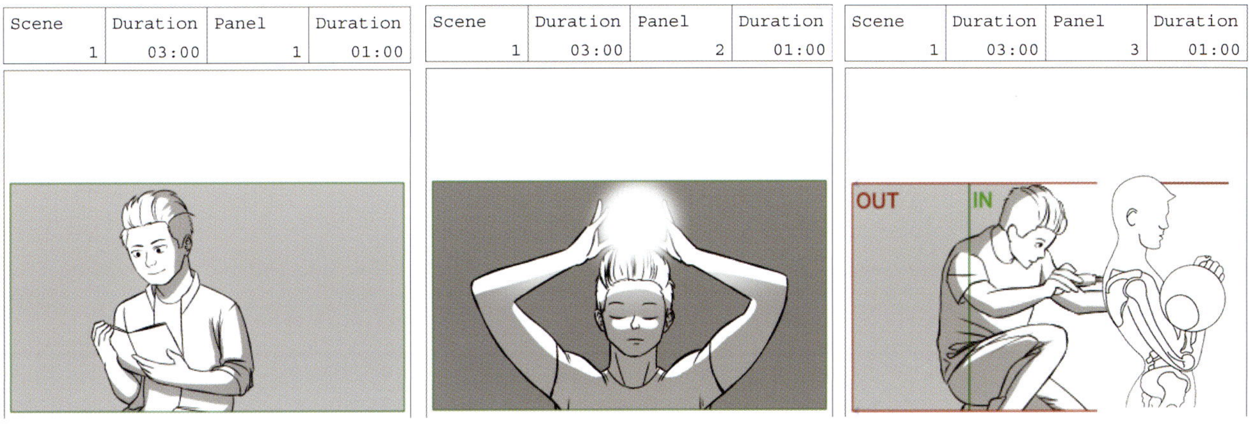

1.

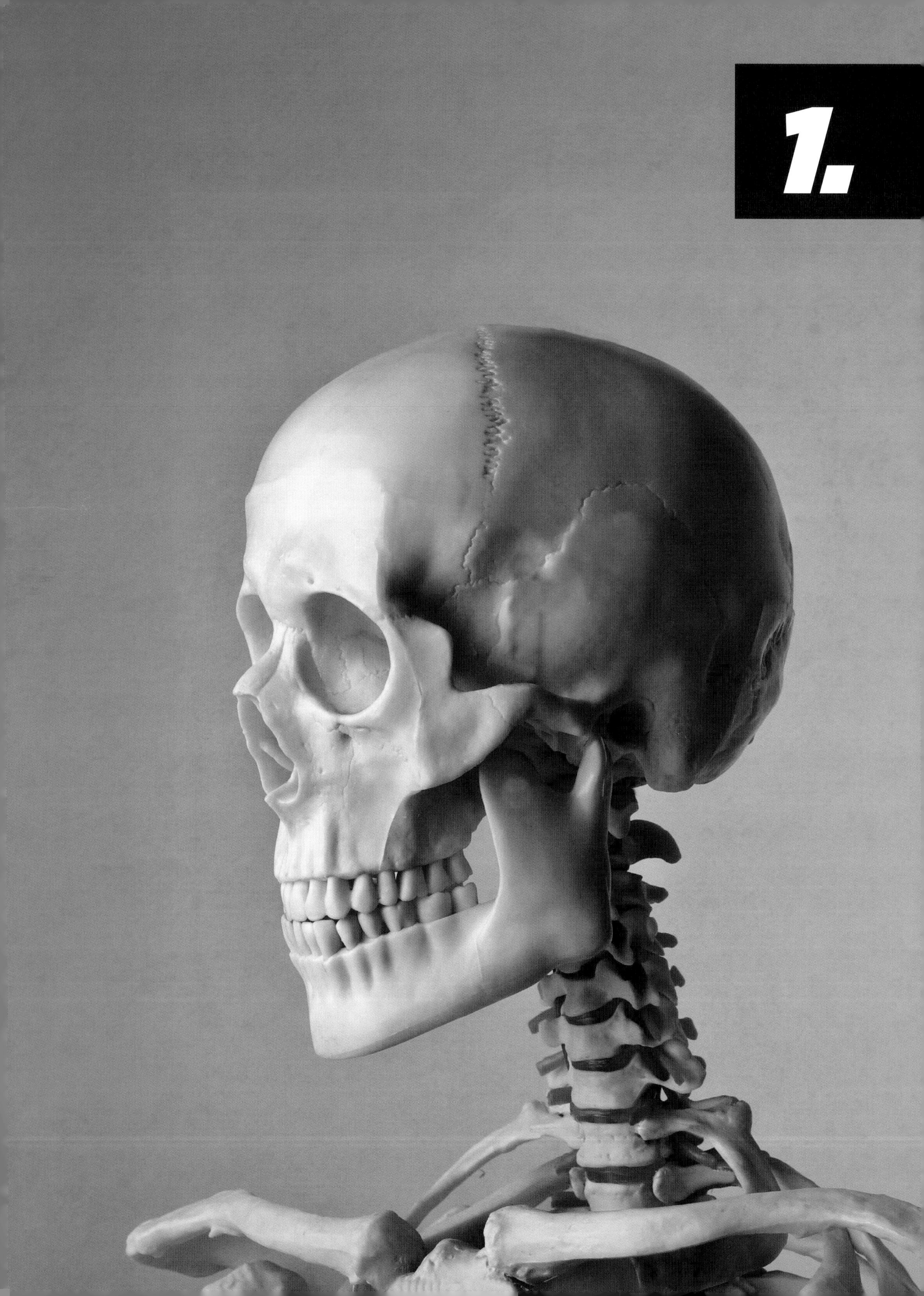

기초 개념

이 장을 건너뛰지 마라!

이 방대한 매뉴얼을 살펴보기 전에 인체의 움직임과 힘의 해부학적, 기능적 개념화를 지칭하기 위해 일반적으로 사용하는 용어가 실제로 무엇을 의미하는지 이해할 필요가 있다. 이러한 용어는 종종 불완전하거나 부정확하게 사용된다. 이러한 용어를 명확히 이해하는 것 외에도 모든 움직임을 분석하는 운동 평면과 축에 대한 명명법을 설명하는 다음 페이지를 건너뛰지 않는 것이 좋다.

해부학	해부학은 신체의 구조를 연구하는 학문이다. 이 책에 나오는 동작을 수행하는 인체에 대해 다룬다.
기능해부학	기능해부학은 운동 측면에서 특정 기술이나 기능을 수행하기 위해서 발생되는 신체의 구성 요소에 대한 연구이다.
생체역학	생체역학은 인체의 움직임과 인체에 작용하는 힘의 역할을 분석하는 학문이다. 생체역학은 운동역학과 동역학이라는 두 가지 분류가 있다.
운동역학	생체역학 분야에서 연구하는 힘과 같이 운동을 유발하는 원인을 포함하지 않고 공간적, 시간적 관점(위치, 속도, 가속도)에서 움직임을 분석하는 것이다.
동역학	시스템에 작용하는 힘에 대한 분석 및 연구
골학	골격 시스템과 이를 구성하는 뼈에 대한 연구
관절학	다양한 관절과 그 구성 요소에 대한 연구
근육학	근육의 모든 분류와 함께 근육에 대한 연구
기타	신경해부학: 신경계 연구 내장학: 내장 연구 혈관학: 혈관(정맥, 동맥)에 대한 연구

해부학적 위치

다음은 이 책이나 다른 해부학 책에서 단조롭고 반복적으로 다루고 있을 수 있는 부분이지만 인체의 움직임을 이해하는 데 매우 중요한 설명이다. 절대 건너뛰지 말아야 할 부분이다.

해부학적 자세, 공간적 위치 용어, 측정 및 운동 평면이라는 네 가지의 기본 개념이 없으면 토크, 동작의 반전, 시너지 동작과 같은 더 복잡한 개념들을 이해하거나 스쿼트 또는 데드리프트와 같은 복합 운동을 분석하려고 할 때 어려움이 있을 수 있다. 반복해서 말하지만, 운동을 처음 시작하는 학생의 가장 큰 실수는 모든 책에서 사용되는 공간적 위치와 기본 명칭을 이해하고 적용하기 전에 근육 동작이나 기타 더 복잡한 구조로 먼저 뛰어드는 것이다. 이러한 내용을 건너뛸 수 있는 것으로 생각하지 말아라. 다음 지식의 잠금을 해제하는 도구이며 모든 사용 설명서와 마찬가지로 처음 몇 쪽에 이러한 내용이 포함되어 있다.

가장 먼저 이해해야 할 개념은 '해부학적 자세'이다(그림 1.1). 해부학적 자세는 몸을 똑바로 세우고, 발을 모으고, 상지를 옆으로 늘어뜨린 상태에서 손바닥이 앞을 향하고 엄지손가락은 몸 옆에서 멀어지게 한 상태에서 손가락을 편 상태로 설명한다.

이 자세에서 대부분의 평가를 설명한다. 여기서 우리는 무엇이 위 또는 아래에 있는지, 무엇이 앞 또는 뒤에 있는지, 무엇이 더 가깝거나 더 먼지를 항상 해부학적 자세를 기준으로 정의한다.

이 가이드라인을 염두에 두면, 몸을 거꾸로 세운 상태에서 수직 자세를 취하더라도 위쪽은 머리 방향으로, 아래쪽은 발쪽으로, 측면은 공간에서 몸이 취하는 위치에 관계없이 중앙선에서 멀어질수록 측면으로 유지된다. 해부학적 자세에서 벗어날 때 움직임이 변하고 상대적일 수 있는데, 예를 들어 해부학적 자세에서는 하지가 거의 접촉하기 때문에 고관절 내전이 없지만, 이전 외전에서는 하지가 정중선에 더 가까워지는 실제 내전이 있을 수 있다.

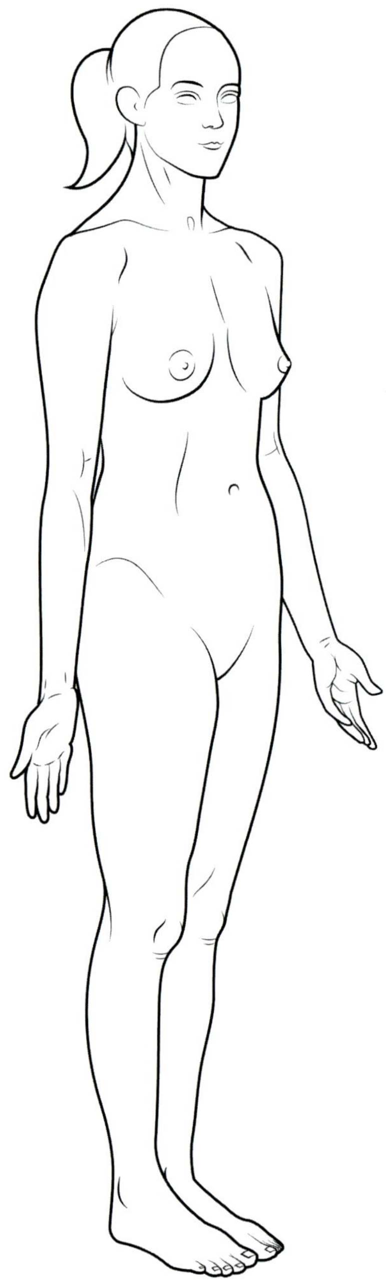

그림 1.1 해부학적 위치는 주어진 위치에서 신체 구성 요소의 위치와 동작을 정의하는 데 도움이 된다.

기본적인 용어

기본 용어들은 항상 상대적이다. 즉 한 구조는 다른 구조와 관련하여 사용된다. 따라서 어깨가 엉덩이보다 위에 있을 수도 있고 머리보다 아래에 있을 수도 있으며, 이 두 가지 명칭 중 하나도 틀린 것은 아니다.

이 매뉴얼의 목적에 부합하는 기본 용어는 다음과 같다(괄호 안에는 정확히 같은 의미이며 다른 저자나 책에서 찾을 수 있는 다른 명칭을 포함할 것이다).

- **위/아래:** 신체에서 위에 있는 것은 무엇이든 위라고 하며 같은 방식으로 아래에 있는 것은 아래로 정의한다.
- **앞/뒤:** 해부학적 자세의 앞, 뒤를 의미한다. 발과 같은 신체 부위에서는 이러한 명칭이 발바닥쪽과 발등 쪽으로 대체되며 종종 배 쪽과 등 쪽으로 사용되기도 한다.
- **머리/꼬리**(머리 또는 꼬리 방향/꼬리뼈 방향): 아래쪽과 위쪽의 정의와 유사하지만 신체의 특정 부위(이 경우 머리와 꼬리)를 가리킨다. "이 근육은 꼬리 방향으로 배열되어 있다"라고 말할 때와 같이 방향 감각을 결정하는 데 사용된다.
- **내측/외측:** 내측은 다른 구조 또는 방향에 대한 위치를 정의한다. 예를 들면, '이 근육은 몸의 정중선을 향하고 있다'와 반대로 외측은 정중선에서 떨어져 있는 것을 뜻한다.
- **근위/원위:** 근위는 몸통의 중앙선 근처 또는 가까운 부위를 의미한다. 근위는 팔다리의 구조에 이름을 붙일 때 팔과 다리가 몸통에 부착되는 지점을 기준으로 결정된다. 원위는 몸통 또는 몸통과 팔다리의 접합부 또는 팔다리의 끝을 향한 방향에서 먼 부위이다.
- **얕은/깊은:** 표면으로부터 깊은 곳과 깊은 곳으로부터 표면으로 향한 곳을 의미한다.

이러한 기본 용어들을 알고 해석하는 것은 책에서 이용하는 것뿐 아니라 동작을 설명하거나 정의할 때 더 효과적으로 의사소통하기 위해 필수적이다.

이 모든 용어는 정확한 이름을 붙이기 위해 우리가 생각하고 도전하는 자세나 운동에서 적용해야 한다.

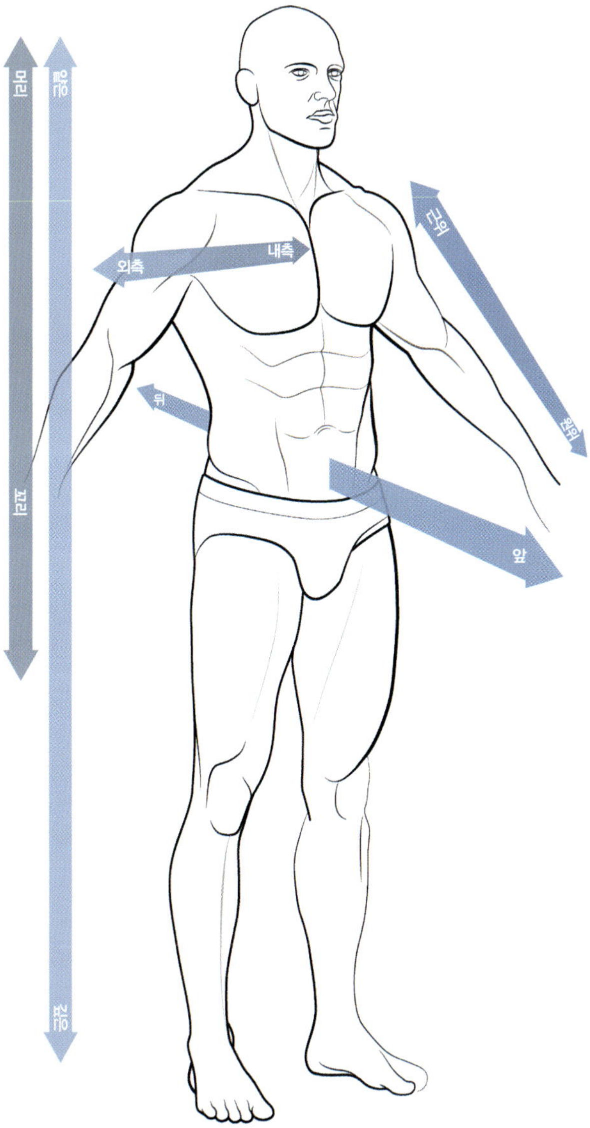

그림 1.2 감각을 설정하는 용어는 해부학적 위치에서 신체 부위의 배열을 이해하는 데 도움이 된다.

용어

오목한

표면의 구멍 또는 굴착된 둥근 모양으로 이해된다. 원주 또는 구의 아래쪽과 안쪽 영역으로도 이해할 수 있다. 반대 개념으로 오목한 부분을 반대 모양으로 '채울' 수 있는 볼록성을 말한다.

볼록한

오목한 부분에서 제거한 표면 외부에 '채워지는' 모든 재료라고 상상할 수 있다.

오목한 부분과 맞닿는 부분이다. 원주 또는 구의 위쪽과 바깥쪽 영역으로 이해할 수 있다.

가로 방향

가로로 넓게 배열된 축이어야 한다. 예를 들어 뼈의 세로 배열은 뼈의 가장 긴 길이 방향을 따르는 것으로 이해해야 한다.

수직 방향

수직으로 길게 배열된 축이다. 예를 들어 뼈의 가로 배열은 뼈의 가장 긴 축을 수직으로(십자형으로) 통과한다.

축

축은 몸을 관통하며 회전을 위한 중심 역할을 하는 단단한 원통이다.

삼등분(3\3) 사등분(4\4)

구조를 비례적으로 구분하는 방법이다. 예를 들어 '이러한 구조의 원위 1/3'이라고 하면 해당 구조를 3개로 나누고 가장 먼 1/3을 고려해야 함을 나타낸다.

누운 자세

보다 위: 어떤 것 위.
보다 아래: 어떤 것 아래.
인접: 무언가의 옆.

측면

동측: 구조가 위치한 곳의 같은 면을 말한다.
반대측: 구조가 위치한 곳의 반대쪽이다.
예시: 반대측 회전근은 해당 구조물이 위치한 곳의 반대쪽을 회전시킨다. 동측 회전근은 구조물이 위치한 곳과 같은 쪽의 회전을 만든다.

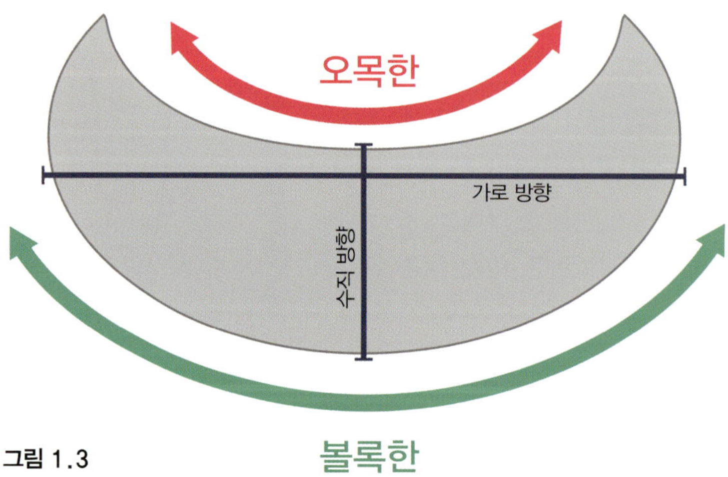

그림 1.3

움직임의 면

이 페이지는 지금 마커나 스티커로 표시해야 하는 페이지이므로 절대로 시트를 접거나 그 위에 글씨를 쓰지 마라! 다음 개념은 건너뛰어서는 안 되며 모든 운동 또는 움직임 분석에 대한 평가의 첫 번째 규칙으로 적용되어야 한다. 첫 번째 질문은 항상 "이 움직임은 어떤 평면에 해당합니까?"와 "이 평면 내에서 어떤 움직임이 허용됩니까?"여야 하며, 이는 해당 움직임의 가능성과 관련되는 관절에 대한 첫 번째 근본적인 통찰력을 제공할 것이다. 인체의 움직임에 대한 연구는 움직임의 평면과 축을 이해함으로써 확립된다.

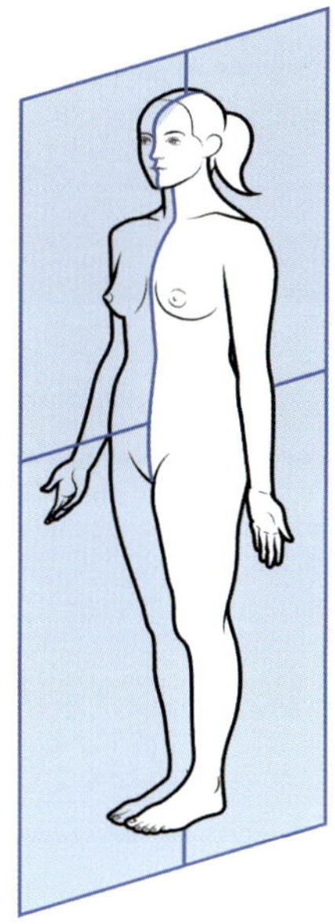

그림 1.4

시상면(굴곡 – 신전)

시상면은 두개골의 앞쪽에서 뒤쪽으로 이어지는 두개골의 시상 봉합선에서 시작하여 두개골을 좌우로 분리한다. 이 평면에서는 굴곡과 신전의 움직임만 발생할 수 있다. 굴곡은 뼈 또는 신체 부위 사이의 각도가 줄어드는 것을 의미한다. 이 용어는 움직임이 시상면일 때만 적용된다. 예를 들어 팔꿈치 관절을 사용하여 손으로 물잔을 들어 올리는 동작을 들 수 있다. 신전은 각도가 늘어나고 구조물 사이에서 서로 멀어지는 것을 포함하므로 굴곡과는 반대이다(그림 1.4).

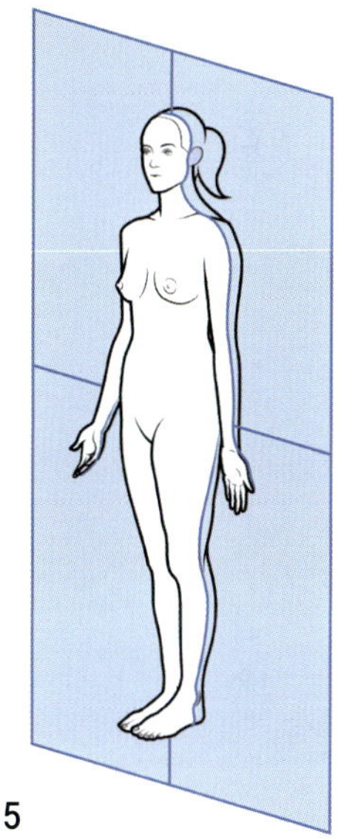

그림 1.5

관상면(외전 – 내전)

관상면이라고도 하는 전두면은 신체를 앞쪽과 뒤쪽으로 나눈다. 이 평면에서는 내전 및 외전의 움직임이 나타난다. 내전은 신체 부위가 신체의 정중선을 향해 움직이는 것이고 외전은 해당 신체 부위가 정중선에서 멀어지는 움직임이다. 이 움직임은 뼈 또는 신체 부위 사이의 각도를 증가시킨다. 또한 이 평면에는 측면 기울기 또는 측면 외전이라고 하는 몸통 기울기 움직임도 포함된다(그림 1.5).

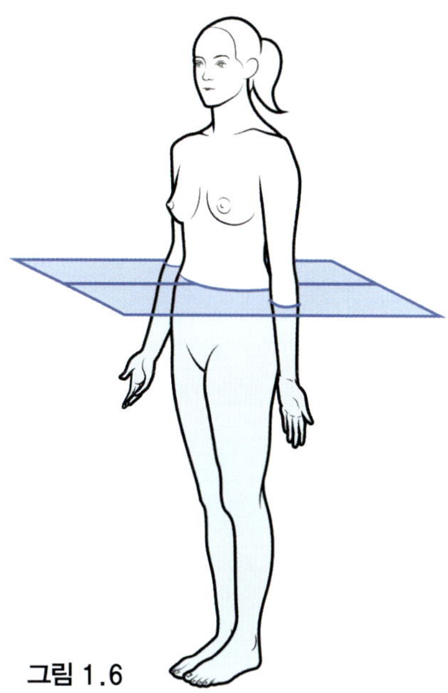

그림 1.6

수평면 또는 횡단면(회전)

수평 또는 가로 평면은 신체를 상하로 나눈다. 이 평면에서는 내측(평가 대상에 따라 중앙선 방향)과 측면(이전 평면과 반대 방향)의 회전 동작이 표시된다(그림 1.6).

축

평면을 이해하고 해석한 후에는 평면에서 움직임이 어떻게 표현되고 배열되는지 이해하기 위해 각 평면의 축을 정의해야 한다. 평면은 바퀴와 같고 축은 바퀴가 회전하도록 장착된 막대이므로 바퀴는 이 막대를 중심으로만 회전할 수 있으며 단일 평면에 배열된 상태로 유지된다는 것을 이해할 수 있다.

축은 단단한 원통으로 이해할 수 있다. 이 원통이 회전만 할 수 있는 체조 바라고 상상해 본다. 이 축과 평면의 관계는 토크, 신체에 관련된 힘, 운동에서 이러한 힘의 정량적 분석과 같은 더 복잡한 개념을 이해하는 데 기본이 되기 때문에 이 이미지를 만들어 신체로 옮길 수 있는 것이 중요하다.

이 세 가지 공간 평면은 수직인 축으로 동시에 교차할 수 있다. 이 첫 번째 이미지는 때때로 이해하기 어렵지만, 이를 위해 평면을 마치 공간에 매달린 종이처럼, 축을 마치 시트를 가로지르는 연필처럼 시각화하겠다. 이 시트를 축(즉, 단단한 원통)으로 교차하는 방법은 90° 이며, 가장자리에서 교차하려고 하면 불가능하다.

이 작업을 마치면 시트가 그림(1.7~1.9)의 도면과 같이 보일 것이다. 연필을 가져가면 이제 평면이 축을 따라 또는 그 위에 움직일 수 있고 공간에 배열될 평면이 있음을 알 수 있다. 지면과 수직이면 시상면이 된다. 변경하여 이전 평면에 수직으로 배치하면 정면이 되고 지면과 평행하게 배치하면 수평이 된다. 각 평면의 움직임이 이 축을 중심으로 이루어진다.

남은 것은 이 비행기를 우리 몸으로 옮기는 것뿐이다. 공포 영화에나 나올 법한 끔찍한 이미지로, 전두엽은 거대한 칼처럼 우리를 두 부분으로 자르는 칼날처럼 배열되고 두 개의 앞뒤 반구가 남는다. 시상면은 마치 우리를 자르는 것처럼 왼쪽 반구와 오른쪽 반구 두 개가 남는다. 수평면은 마치 상반신과 하반신 두 개만 남는 것처럼 보인다.

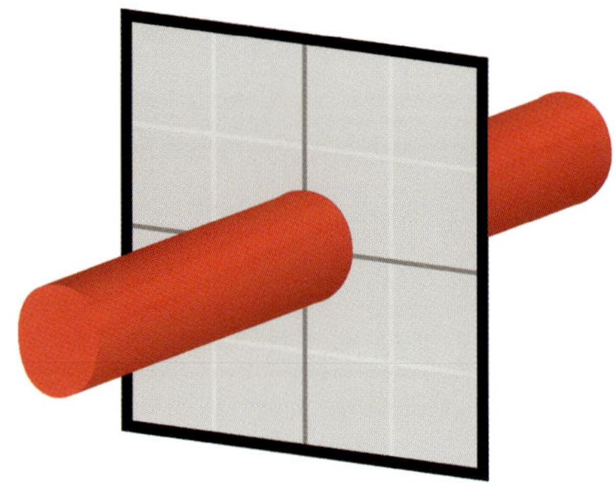

그림 1.7

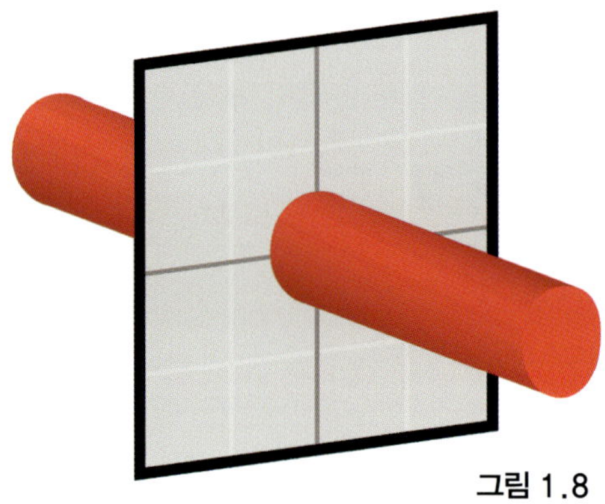

그림 1.8

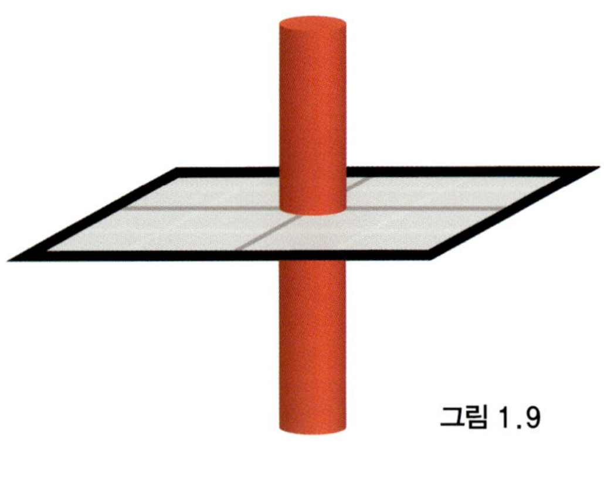

그림 1.9

축과 평면을 이해하면 토크의 개념과 토크가 (관절의 모양 덕분에) 인체의 모든 움직임을 생성하는 방법을 이해할 수 있는 견고한 기반을 얻을 수 있다. 그렇기 때문에 몇 쪽 더 이 주제를 다룰 것이다.

시상면

시상면은 신체를 오른쪽과 왼쪽으로 자르거나 나누는 평면으로 이해했다. 이 평면에서는 굴곡과 신전 운동만 일어난다. 굴곡은 관절의 상대 각도가 감소하는 굽힘 운동이다. 우리는 세그먼트가 함께 그룹화되어 있다고 말한다. 그림 1.10에서는 케틀벨 스윙에서 엉덩이의 굴곡과 신전을 볼 수 있다. 반면에 신전은 관절의 상대적 각도가 증가하는 직선 운동(뼈가 서로 연장되는 경향이 있음)이다. 우리는 뼈가 서로 분리된다고 말하기도 한다.

이 평면에서 주로 수행되는 운동의 몇 가지 예는 관절의 굴곡과 신전을 생성하는 모든 운동이다(외전/외전 또는 복합 회전이 있는 경우 포함될 수 있는 다른 가능한 평면에서 제외되지 않는다).

데드리프트 | 스윙 | 풀업
스쿼트 | 이두 컬 | 로우

관련된 주요 관절은 굴곡/신전 동작을 허용하는 모든 관절이다.

팔꿈치 | 어깨 | 엉덩이
무릎 | 발목

주축은 이 평면을 수직으로 통과하는 축으로, 우리는 이를 외측-내측 축이라고 부른다. 이 축은 위의 관절을 통과해야 하며 해당 축 또는 고관절에 대한 회전만 허용해야 한다(그림 1.11).

예시(그림 1.10)에서 평면은 시상면이며 축은 주로 이 움직임을 생성하는 고관절을 통과하고 있다. 이 축은 시상면을 통해 수직(90°)으로 통과한다. 생성되는 움직임은 이 시상면에서의 고관절 굴곡/신전이다.

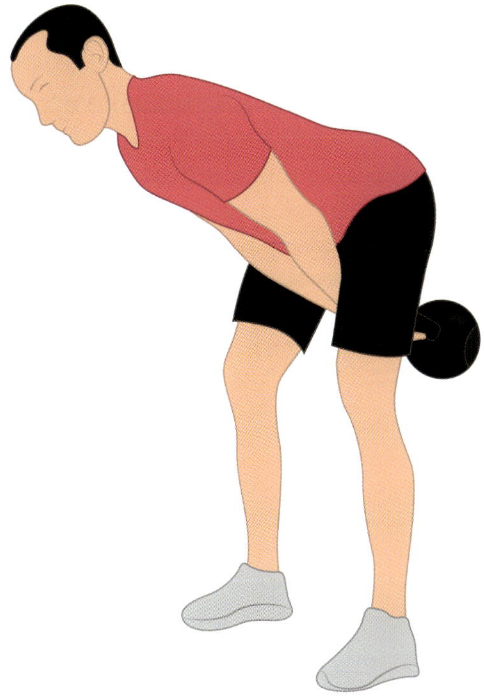

그림 1.10 케틀벨 스윙은 고관절을 관통하는 내측과 외측 축을 사용하여 이 평면에 정렬하는 고관절 신전 및 굴곡 운동이다.

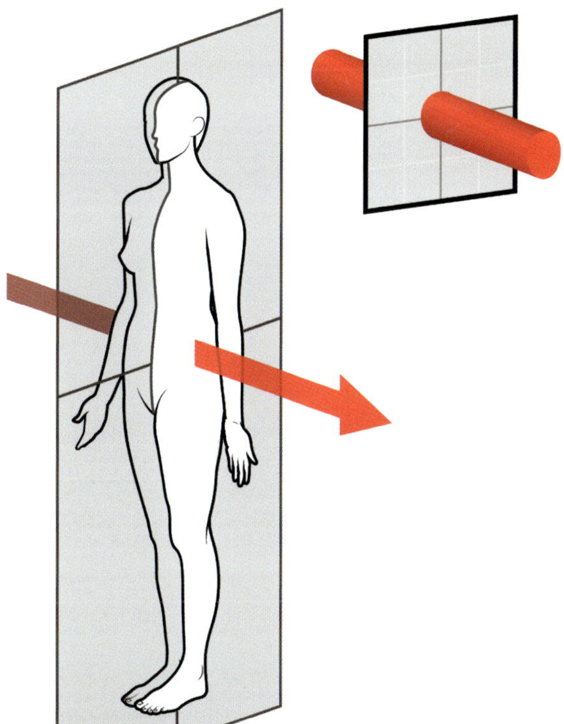

그림 1.11 엉덩이를 관통하는 축은 시상면을 통과하므로 스패너로 나사를 조일 때와 같이 축에서 회전 효과를 낼 수 있다.

관상면

관상면은 신체를 앞뒤로 자르거나 나누는 면으로 이해한다. 이 평면에서는 외전(정중선에서 떨어짐)과 내전(정중선에 접근)의 움직임이 독점적으로 발생한다. 이 측정은 매우 명확하지만 때로는 이 정중선이 몸통에 해당하는지 또는 움직임을 측정하기 위해 손이나 발에 배치되는지에 따라 다르게 확인해야 하는 경우가 있다.

관상면에서 주로 수행되는 운동의 예로는 관절의 외전, 내전 또는 기울기(측면외전)를 생성하는 모든 운동이 있다(복합적인 굴곡/신전 또는 회전이 있는 경우 포함).

- 사이드 킥
- 앞뒤로 다리 벌리기 스트레칭
- 사이드 스쿼트
- 래터럴 레이즈

관련된 주요 관절은 외전, 내전 또는 측면 기울기 움직임을 허용하는 모든 관절이다(다른 면에서 나타나는 움직임도 포함된다).

- 몸통 전체
- 어깨관절
- 엉덩관절
- 손목
- 엄지손가락

주 축은 이 평면에 수직으로 교차하는 축으로, 앞뒤 축이라고 부른다. 이 축은 앞서 언급한 관절을 가로지르며 평면을 가로지르는 창처럼 보이고 해당 축 또는 단단한 원통에 대한 회전만 허용한다(그림 1.13).

그림 1.12에서 평면은 관상면이며, 어깨관절에서의 관상면 움직임의 축을 통과하고 있다. 이 축은 관상면과 수직(90°)으로 교차한다. 이 축을 기준으로 생성되는 관상면에서의 움직임은 어깨의 외전 및 내전이다.

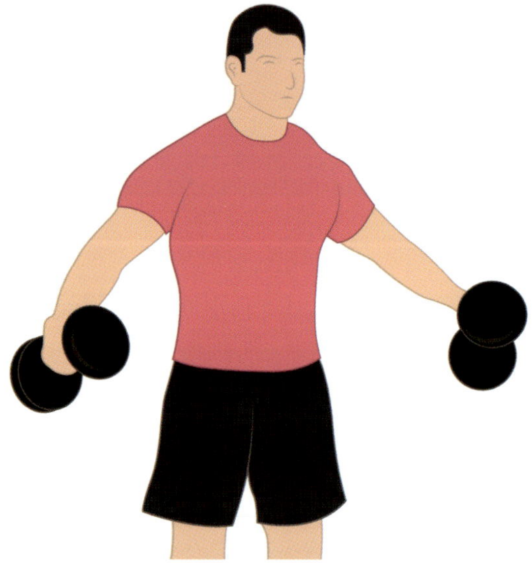

그림 1.12 래터럴 레이즈는 전방 후방 축을 사용하여 관상면에서 발생하는 어깨 외전 내전 운동이다.

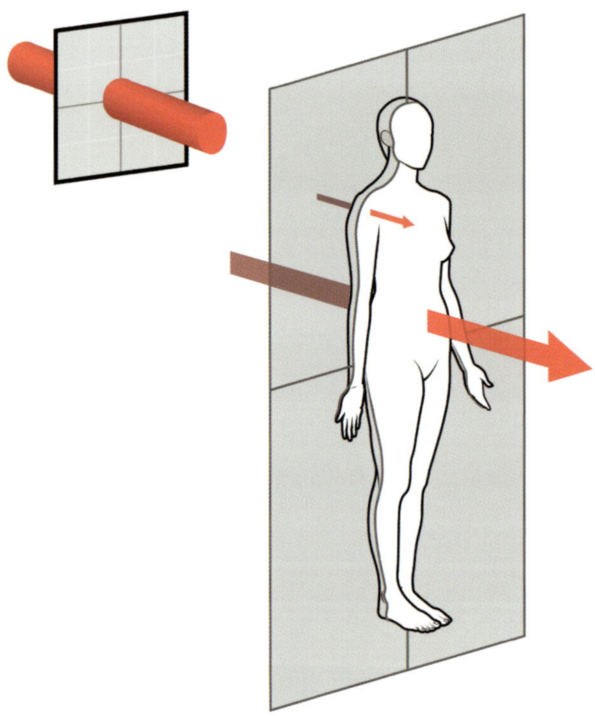

그림 1.13 어깨의 관상면을 통과하는 축으로 스패너가 나사를 돌릴 때와 같은 회전 움직임을 낼 수 있다.

수평면

수평면은 신체를 위아래로 나누는 면이다(반드시 정확한 가운데가 아니어도 어떤 높이에서든 가능하므로). 이 평면에서는 회전 운동만 일어난다. 내회전이라고도 하는 내측 회전은 세그먼트의 앞쪽 표면이 중앙선에 가까워지고 뒤쪽 표면이 중앙선으로부터 멀어지는 것을 말한다. 측면 회전(외부 회전이라고도 함)은 세그먼트의 앞쪽 표면이 중앙선에서 멀어지고 뒤쪽 표면이 중앙선에 가까워지는 것을 말한다. 팔 관절에서 내회전을 엎침이라고 하고 외회전을 뒷침이라고 한다. 수평면은 해부학적 위치에 있지 않고 신체의 일부분을 평가해야 할 때 수평면이 수평면과 일치하지 않을 수 있는 경우 가로면이라고도 한다. 이 평면에서 주로 수행되는 운동의 몇 가지 예는 관절의 회전을 생성하는 모든 운동이며, 수평면의 움직임 예시는 모든 관절에서 나타나는 수평면에서의 회전을 의미하지 않고 특정한 유형의 회전에 대한 설명만 다룬다.

- **창던지기, 쓰레기 버리기, 다면적 움직임**
- **방향을 전환하는 스포츠 회전 움직임/회전: 골프, 야구, 테니스**
- **몸통 회전(러시안 트위스트)**
- **내회전, 외회전을 포함하는 어깨 회전**

수직 축을 중심으로 하는 주요 관절은 회전 운동을 허용하는 모든 관절이다.

- 몸통
- 고관절
- 어깨
- 상부 경추
- 근위 및 원위(팔꿉 관절)

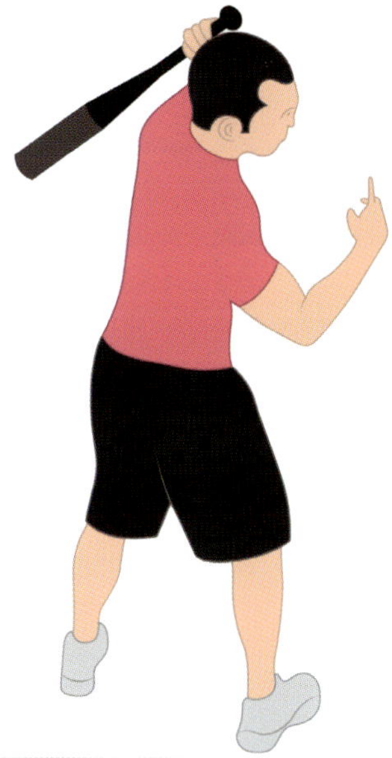

그림 1.14 어깨와 엉덩이 회전은 클럽벨을 이용한 움직임에서 발생한다.

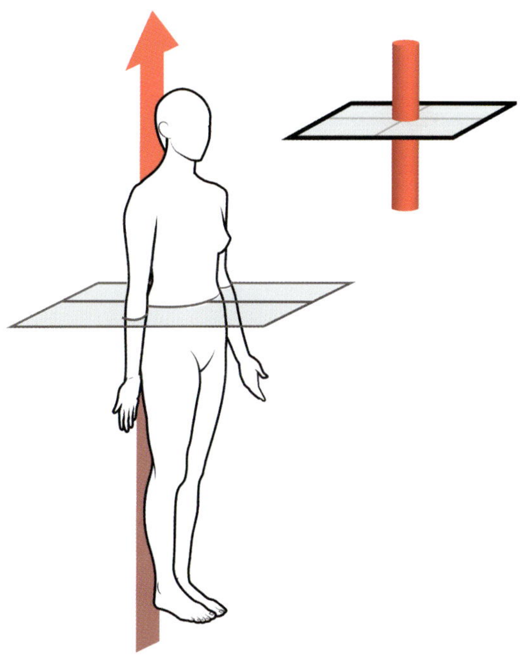

그림 1.15 엉덩이, 어깨, 척추를 통과할 수 있는 축은 수평면을 통해 수직으로 배열되어 있으며 그 위에서 회전이 이루어질 수 있다.

주축은 이 평면을 수직으로 통과하는 수직축으로, 이 축은 관절을 통과해야 하며 해당 축에 대한 회전만 허용해야 한다(그림 1.15).

관절

관절은 기능적 요소로서 두 개 이상의 뼈가 결합된 것을 말한다. 이 페이지는 엄밀히 말해 해부학적인 첫 번째 주제인데, 왜 관절을 첫 번째 주제로 포함시키는지 의아해할 수 있다.

움직임을 정의하는 축의 대부분은 관절에 있으므로 이 섹션을 공부하여 평면, 축, 토크 및 관절 간의 관계를 정의하여 움직임 패턴, 가동성의 연속체, 안정성 및 이 책에 포함된 연습을 더 쉽게 이해할 수 있도록 할 것이다.

이것은 아마도 우리가 전통적인 해부학적 방법으로 접근할 때 두 번째로 많이 생략된 주제일 수 있으므로 동일한 실수를 반복하지 않고 이 섹션을 이해하는 것뿐만 아니라 이전 주제와 관련시키는 데 집중하여 특정 운동과 그에 작용하는 힘에 접근할 수 있는 도구를 갖추는 데 집중할 것이다.

관절을 이해하려면 먼저 관절의 '유형'에 대한 이해가 중요하다.

유형: 관절 그룹에서 공통적으로 나타나는 모든 특성에 대한 분류이다.

종류: 서로 다른 관절에서 발생하는 유형 내의 변형이다. 따라서 유형은 서로 상당히 다르며 구성 요소와 기능에서 차별화된다. 그러나 종류는 매우 유사하며 구성 요소가 아닌 기능만 다를 것이다. 구성 요소와 기능에 따라 먼저 관절의 유형을 이해한 다음 그 안에 있는 종류를 연구한다.

유활 관절

- 최대 3개의 운동 평면에서 움직일 수 있다.
- 연골, 관절낭 및 활막이 있다.

연골 관절(무혈성 관절로 알려져 있음)

- 반쯤 움직일 수 있다.
- 연골이 있다.
- 골간 인대 또는 디스크가 있을 수 있다.

부동 관절(섬유 관절로 알려져 있음)

- 거의 움직이지 않거나 움직임이 매우 제한적이다.

기타

- 부동 관절: 턱이 있는 치아.
- 활액막 관절: 인대 또는 막으로 연결되어 있다.
- 가동 관절: 근육으로 연결되어 있다.

이 책의 사용 및 적용을 위해 우리는 주로 활액막에 초점을 맞추고 필요에 따라 연골 및 관절증에 대해서 다룰 것이다.

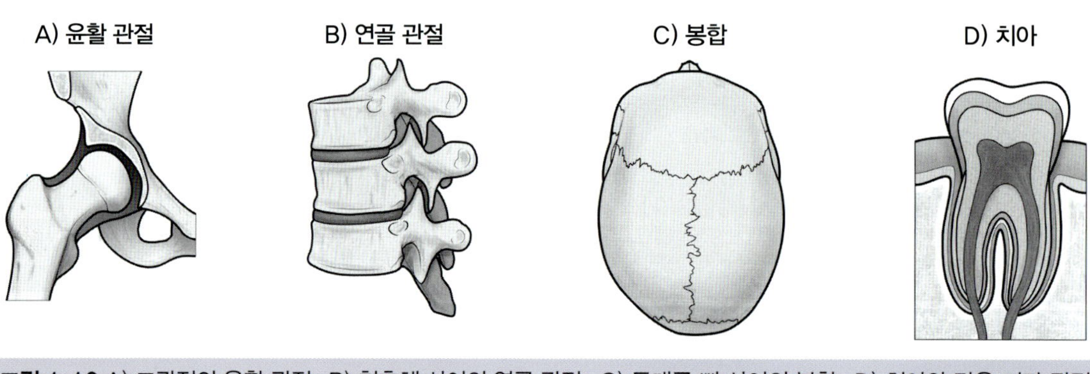

그림 1.16 A) 고관절의 윤활 관절, B) 척추체 사이의 연골 관절, C) 두개골 뼈 사이의 봉합, D) 치아와 같은 기타 관절

윤활 관절

이 챕터에서는 활막형 관절에 중점을 둘 것이다. 이는 우리가 분석할 근골격계의 움직임에 가장 많이 존재하는 관절이기 때문이다. 이 유형 관절의 주요 특징은 다음과 같은 구성 요소로 이루어져 있다.

- **히알린 연골:** 관절 표면을 덮어 마찰을 줄이고 충격과 마찰을 방지하는 기능을 한다. 관절 움직임에 따라 확장된다. 연골의 두께는 견딜 수 있는 압력에 따라 달라진다. 히알린 연골은 혈관이 없으며 활막에 의해 영양을 공급받는다(무혈관성).
- **캡슐:** 두 개의 접촉 부분을 감싸는 스카프 같은 목걸이처럼 관절을 둘러싸고 포함하는 주변 섬유질이다.
- **활막:** 내부 관절낭을 덮고 있는 막이다. 스카프처럼 목을 감싸는 안쪽 천과 같은 역할을 한다. 골격 표면에 침착되는 액체를 생성하여 활공을 용이하게 한다. 이를 통해 영양분이 연골로 확산된다.
- **인대:** 캡슐에서 시작하여 연결되어 있다. 인대는 뼈와 뼈 사이 또는 캡슐과 분리된 골간 인대 등 모든 종류의 인대가 있다.

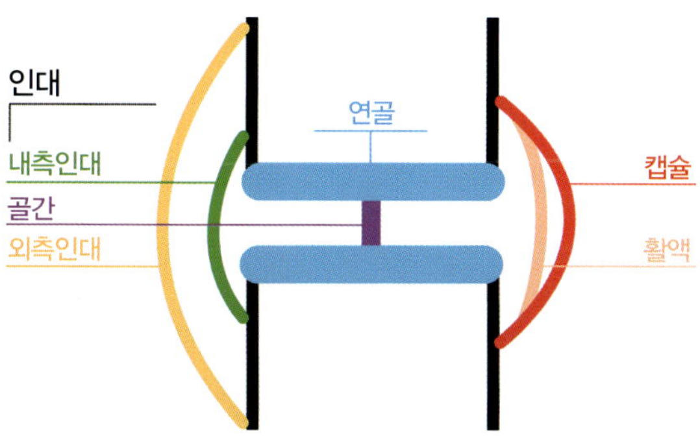

그림 1.17 관절

절구 관절

활맥막의 구성 요소들의 명칭을 살펴 보았다. 그 다음 단계는 관절의 유형에 대해 공부할 것이다. 유형은 6가지로 다음과 같은 관절 유형들이 있다.

절구 관절은 일반적으로 공동이나 오목한 표면에 맞는 반구로 설명되는 윤활 관절의 종류이다. 그 형태 덕분에 이미 연구된 3개의 평면에서 움직일 수 있다.

• 굴곡	• 신전
• 내전	• 외전
• 내회전(안쪽)	• 외회전(바깥쪽)

유형: 캡슐, 연골, 인대가 있는 활액막
종류: 세 가지 면에서 공통적인 구형 움직임
관절: 고관절(대퇴골두), 어깨(견갑 상완 관절), 발목 관절
운동 및 동작: 스윙, 데드리프트, 스쿼트, 로잉

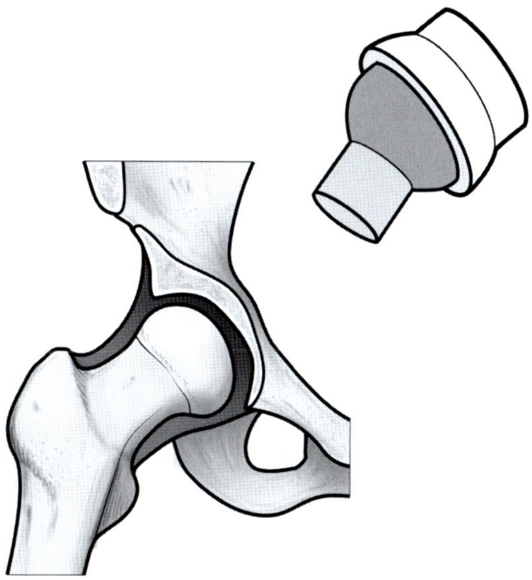

그림 1.18 절구 관절

평면 관절

도식적으로 관절층은 두 개의 평평한 면이 서로 마주 보는 관절의 형태이다. 이 관절은 면과 면 사이에서 미끄러지는 움직임을 허용한다. 서로 마주 보는 평평한 면은 개별적으로 또는 그룹으로 작동하는 경우 움직임이 거의 없거나 약간의 움직임이 있으므로 이러한 유형의 관절에서도 세 가지 면 모두의 움직임이 나타난다. 가능한 움직임은 다음과 같다.

• 움직임이 거의 없는 상태

유형: 평면 관절은 캡슐, 연골, 봉합 및 활액형의 모든 특성을 유지한다.

관절: 견쇄관절, 거종주 관절, 척추, 흉추와 늑골

운동 및 동작: 주로 각 척추뼈 사이에서 발생하는 작은 움직임의 합으로 몸통의 넓은 움직임을 만들어 낸다. 또한 발과 어깨에서도 발생한다.

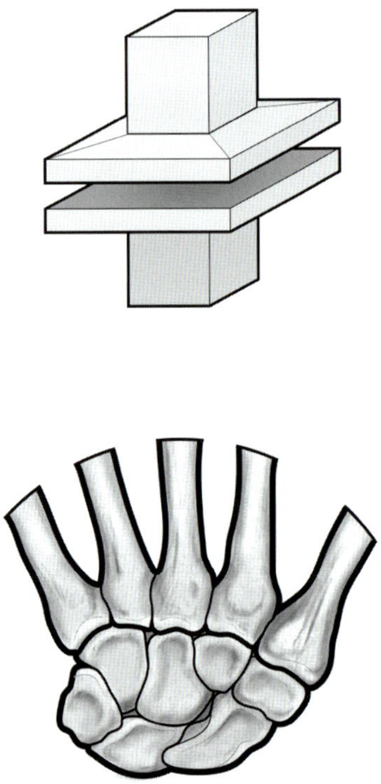

그림 1.19 손목 관절

타원 관절

이 관절은 오목한 표면에 맞는 볼록한 표면을 가지고 있지만, 한쪽이 다른 쪽보다 더 길기 때문에 회전 운동이 제한된다. 따라서 회전을 포함하지 않는 두 평면에서 움직이며, 움직임은 다음과 같다.

• 굴곡	• 신전
• 내전	• 외전

유형: 캡슐, 연골, 봉합 및 활액막 유형의 모든 특성을 유지한다.

관절: 손목 요골, 중수골 지골, 측두 하악, 경추 1번 및 무릎

운동 및 동작: 턱 벌리기, 무릎 움직임, 지골 중수골 움직임, 손목 움직임

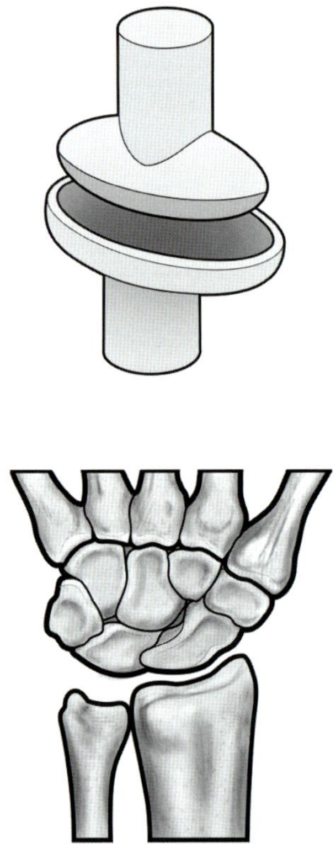

그림 1.20 상과와 손목

안장 관절

세로 방향은 오목하고 가로 방향은 볼록한 모양으로 안장 모양을 연상시켜 '안장형'이라고 한다. 이 관절은 오목한 표면과 볼록한 표면의 만남으로 형성된다.

• 굴곡	• 신전
• 내전	• 외전

유형: 안장 관절은 캡슐, 연골, 봉합 및 활액형의 모든 특성을 유지한다.
관절: 엄지손가락, 흉골의 쇄골 부위(어깨거들과 몸통의 연결 부위), 종입방골
운동 및 동작: 엄지손가락을 이용한 핸드 그립

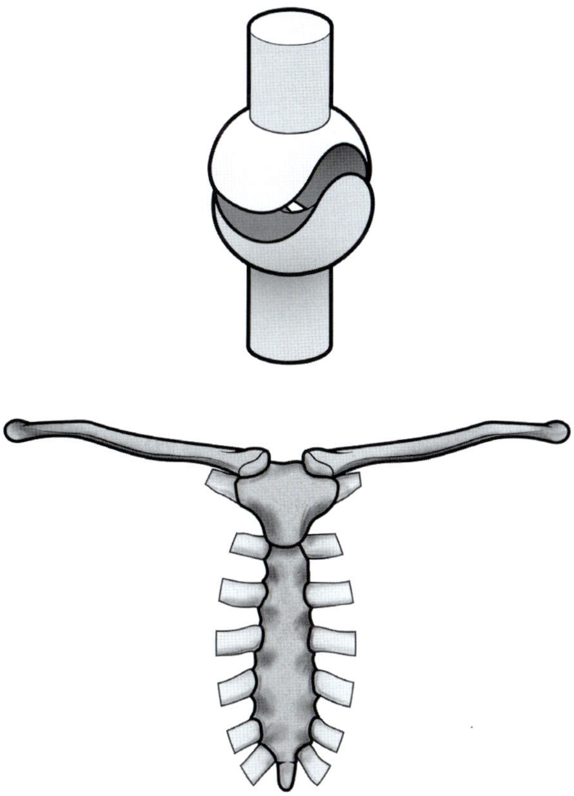

그림 1.21 흉골과 쇄골의 접합, 안장형

경첩 관절

경첩 관절의 움직임은 한 평면에서만 가능하다(그림 1.22).

• 굴곡	• 신전

관절: 무릎(대퇴-슬개), 팔꿈치, 발목, 손가락
운동 및 동작: 스윙, 데드리프트, 스쿼트

중쇠 관절

중쇠 관절은 수직축을 중심으로 주변 표면을 가진 관절이며, 횡단면에서의 이동만 가능하고 '피벗'이라는 움직임을 만든다(그림 1.23).

• 내회전(내측)	• 외회전(외측)

관절: 근위 및 원위 요골, 척골
운동 및 동작: 나사 조이기 및 풀기, 머리 돌리기

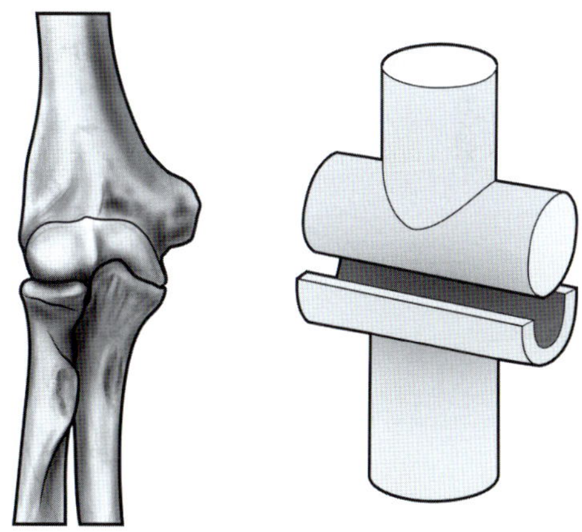

그림 1.22 상완골과 팔꿈치

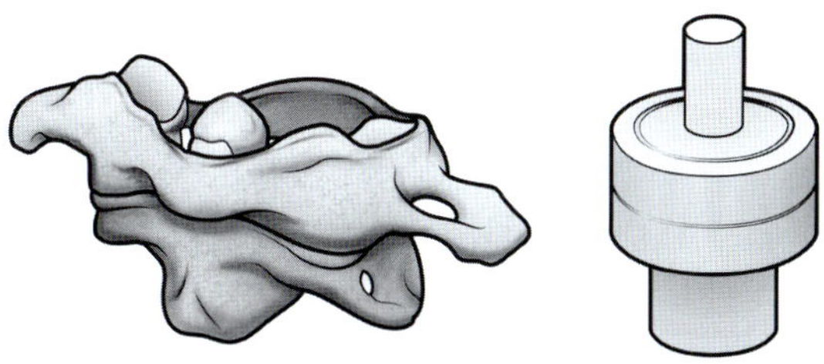

그림 1.23 경추 1번과 2번의 축성 관절

기본 토크

토크는 힘과 관련된 동작을 이해하는 데 가장 중요한 요소 중 하나이기 때문에 토크를 계속해서 언급할 것이다. 토크는 오랫동안 존재하고 사용되어 왔다. 그럼에도 불구하고 오늘날 유행처럼 번지고 있는 용어로 다른 기술 환경에서는 더 많이 사용되고 있다. 토크는 힘에 의한 축의 회전 효과, 즉 레버암을 통해 축에 회전 효과를 일으키는 힘으로 이해한다.

실제적이고 시각적인 예로 스패너(레버암)가 힘(힘을 가하는 손)에 의해 축(단단한 원통)에 회전(나사의 움직임)을 발생시키는 작용을 들 수 있다. 이 개념을 사람의 움직임에 적용하면 다음과 같이 쉽게 이해할 수 있다.

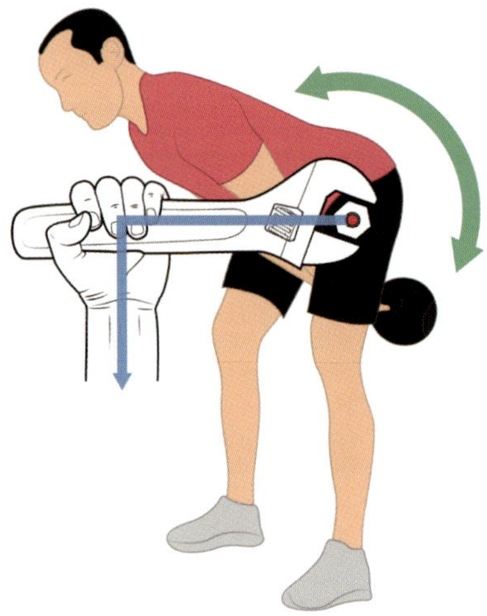

그림 1.24 고관절은 시상면에서 엉덩이를 통과하는 축에서 회전 효과를 생성하는 힘을 만든다.

1. **힘**은 근육이나 외부에서 가해지는 작용에 의해 유발된다.
2. **레버암**은 힘이 전달되는 신체 부위이다.
3. **축**은 이전 페이지에서 공부한 것처럼 특정 관절을 가로지르는 선이다.
4. **회전 효과** 해당 축에서 생성되는 힘을 통해 우리가 위치한 회전 움직임이 발생된다.

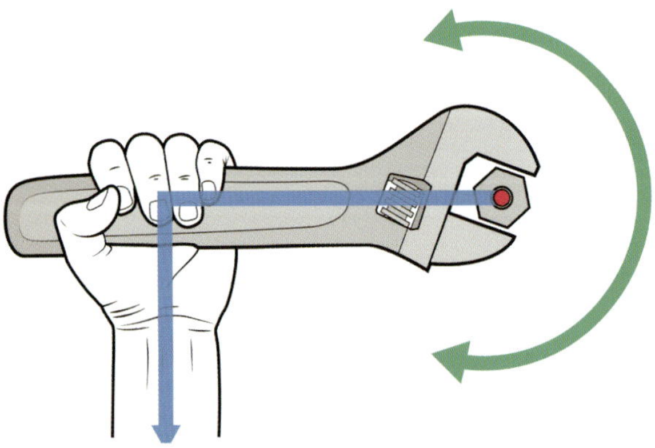

그림 1.25 손에서 힘이 전달되어 축에 회전 효과를 발생시키는 핵심이 된다(레버암).

외전 또는 신전인 경우 외측 축에서 발생하는 회전 효과로 인한 것이다. 외전 또는 내전인 경우, 정면면을 통과하는 전 후방 축에 대한 회전 효과로 인한 것이다. 회전인 경우, 수평면을 통과하는 수직축에 대한 회전의 효과로 인한 것이다. 수평면에서의 움직임과 효과로서의 '회전'이라는 용어는 토크의 개념에 익숙하지 않은 사람들에게 매우 혼란스러워서 회전을 수평면에서의 회전과 동일하다고 생각하지만, 수평면에서의 회전에는 축에 대한 회전이 포함되지만 축에 대한 회전이 항상 수평면에 대한 회전은 아니다. 평면에서 인체의 모든 움직임은 축을 중심으로 한 회전 효과의 결과이다.

- 굴곡
- 신전

굴곡과 신전은 횡축에 대한 회전의 곱이다.

- 내전
- 외전

내전과 외전은 전후축에 대한 회전의 곱이다.

- 내회전(안쪽)
- 외회전(바깥쪽)

내회전과 외회전은 수직축에 대한 회전의 곱이다.

따라서 토크에 대한 이야기를 할 때 힘에 의해 생성되는 축에 대한 회전 효과인지 여부에 관계없이 굴곡, 신전, 내전, 외전, 회전을 유발하는 토크인지로 정의해야 한다.

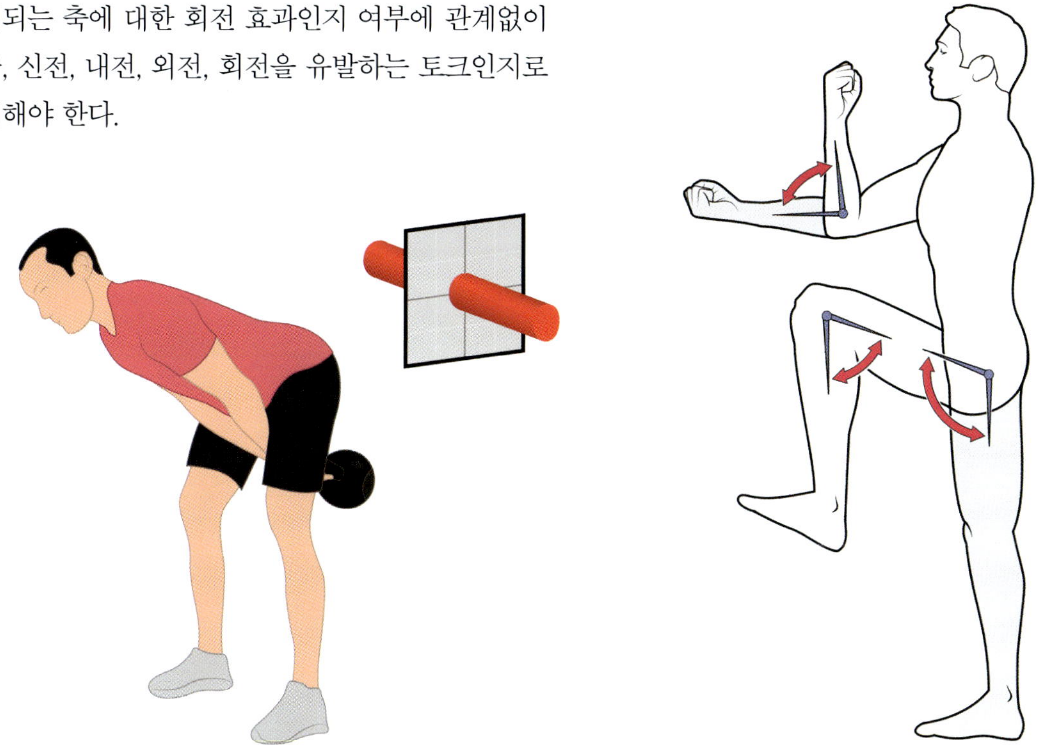

그림 1.26 스윙은 엉덩이를 통과하는 내측, 외측 축을 중심으로 굴곡과 신전을 만들어 낸다.

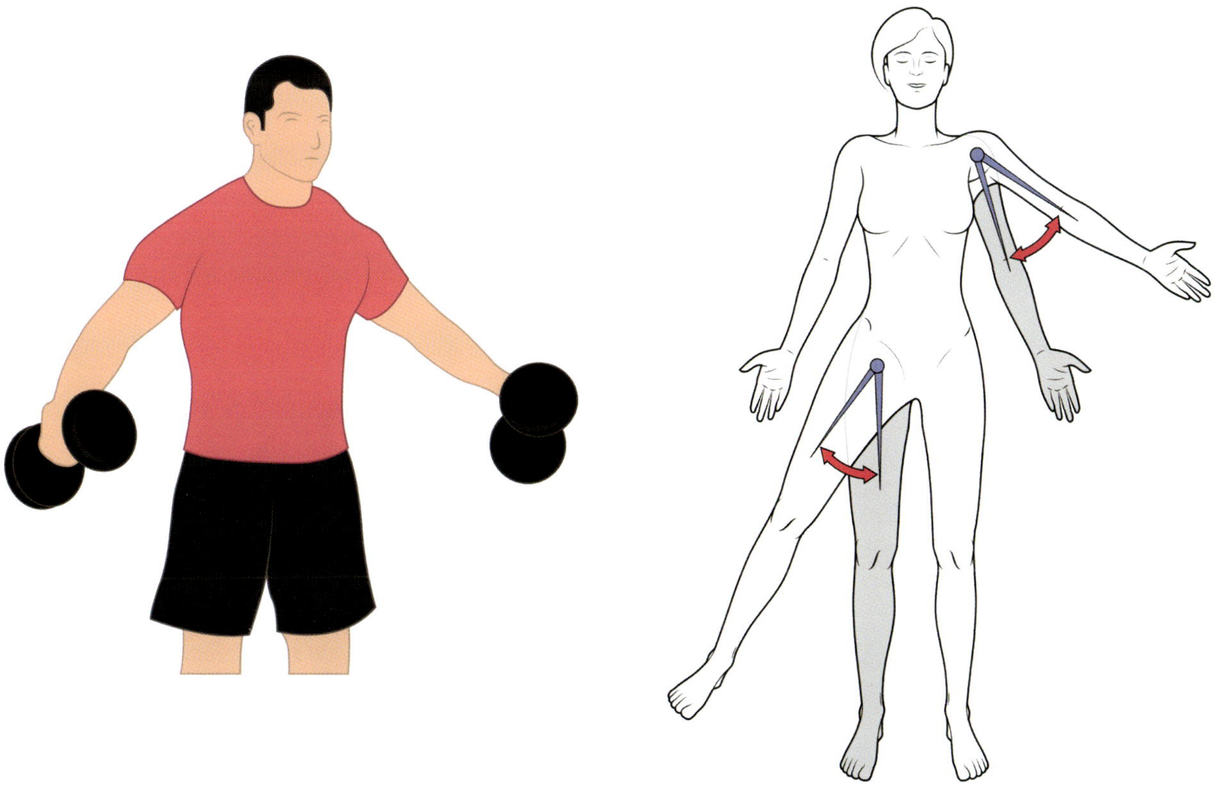

그림 1.27 래터럴 레이즈는 전방 후방 축을 중심으로 어깨의 외전을 만들어 낸다.

통합 운동 예시

데드리프트

굴곡 I 신전
시상면

관절을 통해 외측, 내측 축을 중심으로 회전을 생성하여 엉덩이, 무릎, 발목 및 어깨의 굴곡, 신전을 생성한다.

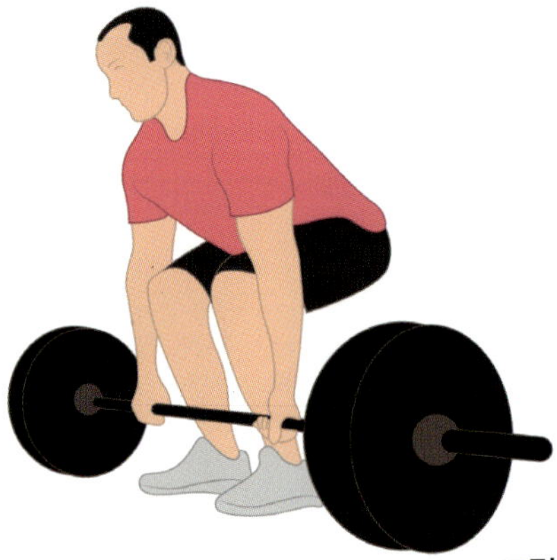

그림 1.28

한 팔 물구나무서기

외전 I 내전
관상면

관절을 통해 전후방 축을 중심으로 회전을 생성하여 엉덩이, 어깨의 내전과 외전을 생성한다.

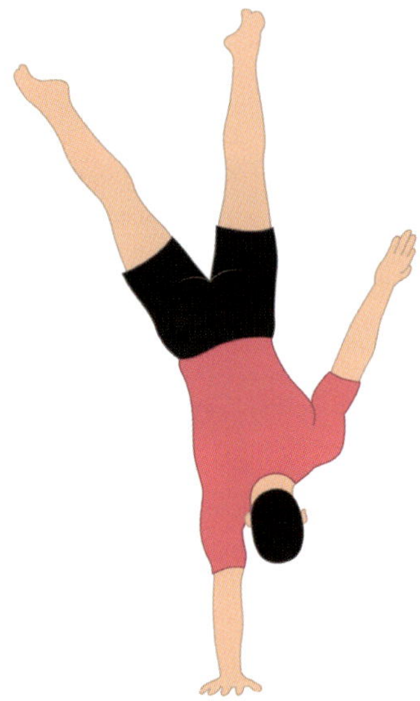

그림 1.29

메이스 벨

회전
수평면

여러 관절을 통과하는 수직축을 중심으로 회전을 생성하여 엉덩이, 등, 흉부 및 어깨의 내측 및 외측 회전을 동시에 생성한다.

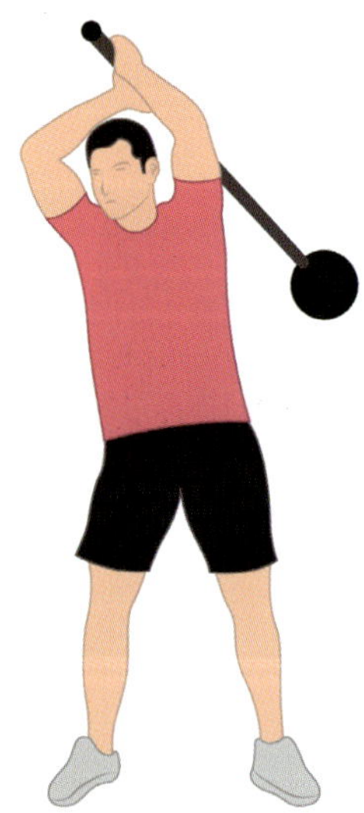

그림 1.30

케틀벨 스윙

굴곡 | 신전
시상면

일정한 리듬 안에서 주기적으로 작동하는 메커니즘을 통해 시상면 굴곡, 신전 동작을 생성한다.

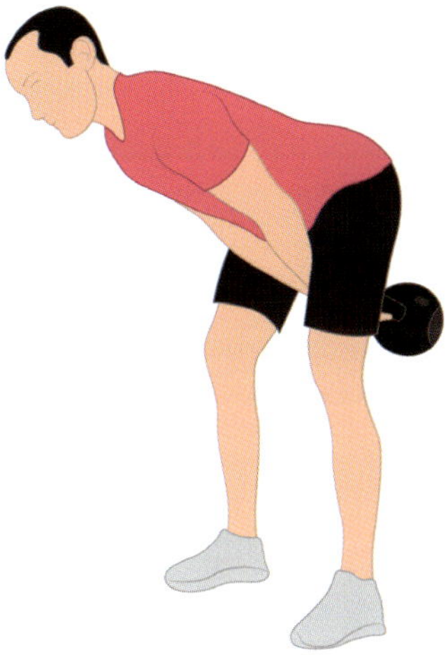

그림 1.31

골프 스윙

회전
수평면

관절을 통해 수직 축을 중심으로 회전을 생성하는 힘으로 엉덩이, 등, 흉부, 어깨에 대한 내측 및 측면 회전을 생성한다.

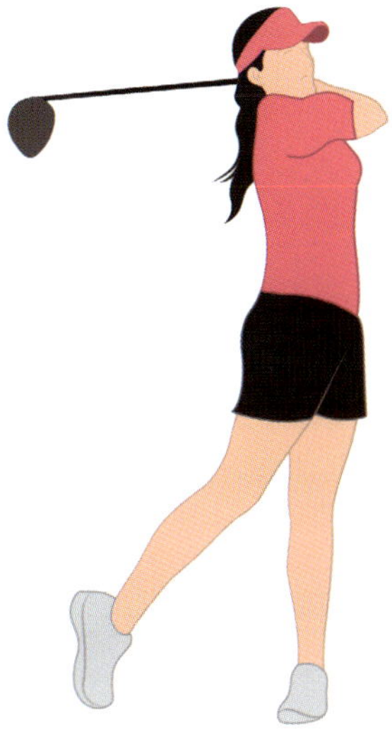

그림 1.32

래터럴 런지

외전 | 내전
관상면

힘은 관절을 통과하는 전방, 후방 축을 중심으로 회전을 생성하여 고관절의 내외전을 만들어 낸다. 기준이 되는 하지의 경우 고관절은 주로 내전 상태이므로 시상면에서 분석된다.

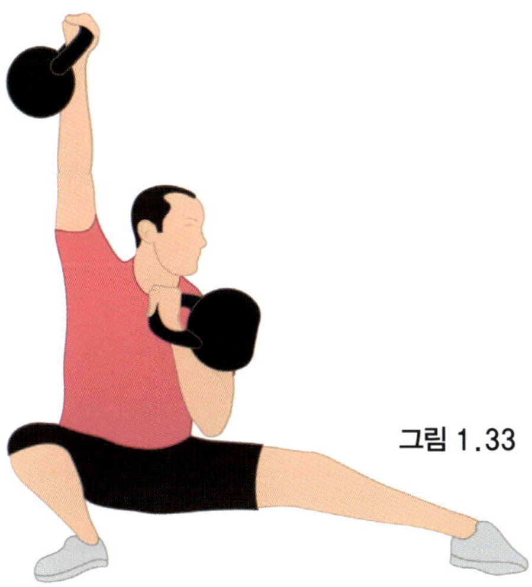

그림 1.33

터키쉬 겟업(T.G.U)

결합된 다중 평면

여러 관절을 통과하는 다중 축에서 회전을 생성하는 여러 힘은 모든 평면과 대부분의 주요 관절에서 모든 움직임을 생성한다. 여기에서는 언급된 평면에서의 움직임에 정확하게 저항하는 모든 '안티' 움직임도 추가한다.

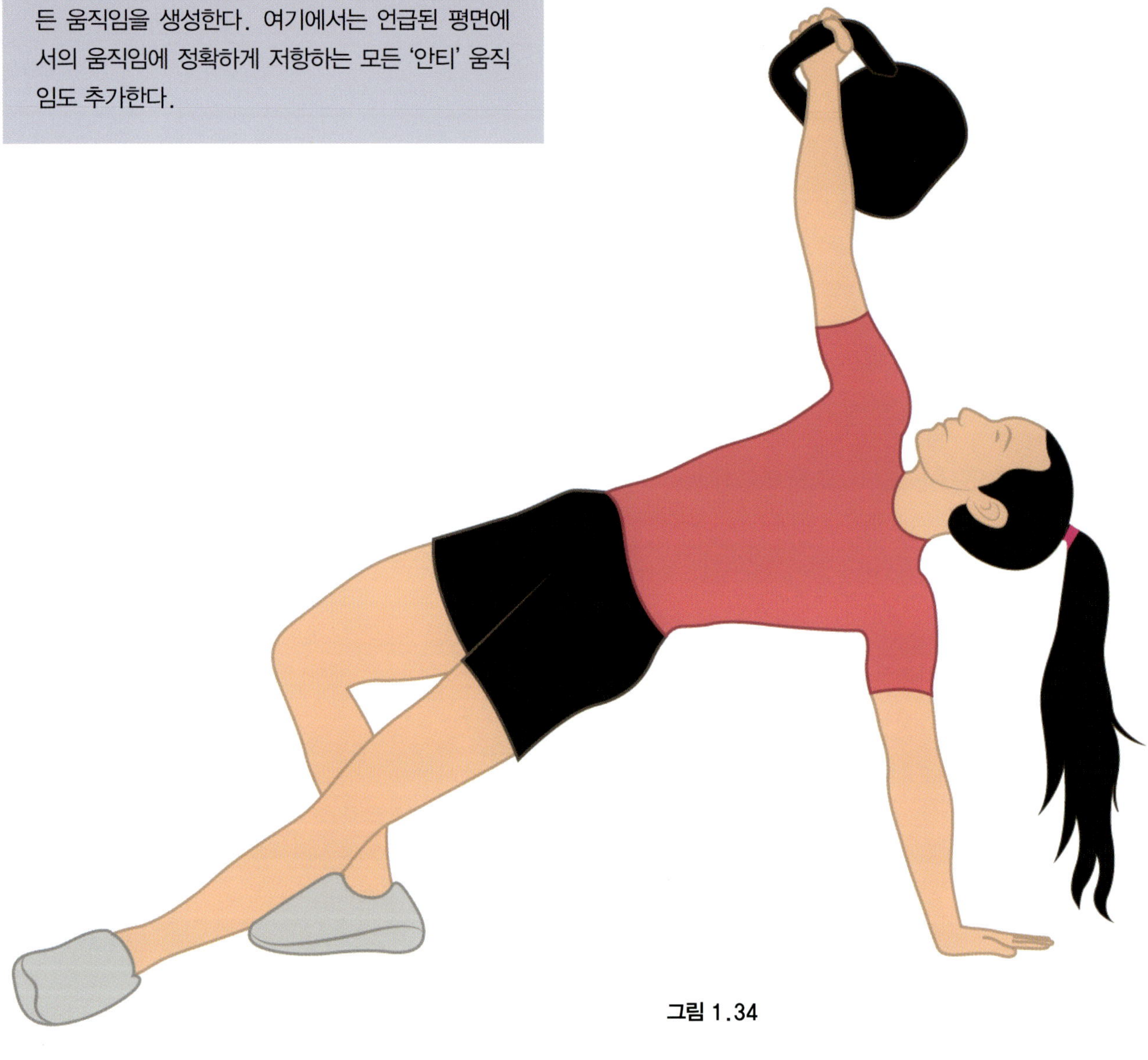

그림 1.34

뼈의 구조

근력 운동을 하는 데 뼈의 구조와 모양을 아는 것이 왜 중요할까?

그 답은 인체가 복잡한 긴장성 구조로 이해될 수 있다는 사실에 있다. 이는 압축된 강성 요소와 인장된 탄성 요소를 사용하여 안정된 평형을 유지하는 구조를 이해할 수 있다. 이 개념은 구조적 통합(텐세그리티)에 의해 정의되었으며, 우리 몸의 구조와 흥미로운 상관관계를 가지고 있다. 뼈는 이 시스템에서 단단한 부분이고 근육과 연조직은 긴장을 받는 부분이라고 할 수 있다.

뼈의 길이나 강도는 전체 구조에서 결정적인 역할을 하므로 압축을 받는 이러한 단단한 요소에 대한 연구부터 시작해야 한다. 기본적으로 그리고 논리적으로 우리는 세 가지 유형의 뼈가 있다고 말할 수 있다.

- **긴 뼈:** 너비가 아닌 길이가 긴 경우. 대퇴골, 상완골, 요골이 긴 뼈의 유형이다.
- **납짝 뼈:** 길고 넓은 납짝한 뼈. 전두골이나 정수리 뼈와 같은 두개골의 뼈, 견갑골이 납짝 뼈의 유형이다.
- **짧은 뼈:** 너비와 길이와 폭이 비슷한 짧은 뼈. 정사각형 또는 사각형 구조로 보인다.

긴 뼈에 대한 내용은 두 가지 영역으로 나눠 볼 수 있다. 그 내용은 다음과 같다.

- **몸통:** 긴 뼈 양쪽 끝 사이.
- **뼈 머리:** 양쪽에 있는 긴 뼈의 넓어진 끝부분이다.

여기에는 뼈의 다른 구조를 정의하기 위한 두 가지 명확한 지점이 있다.

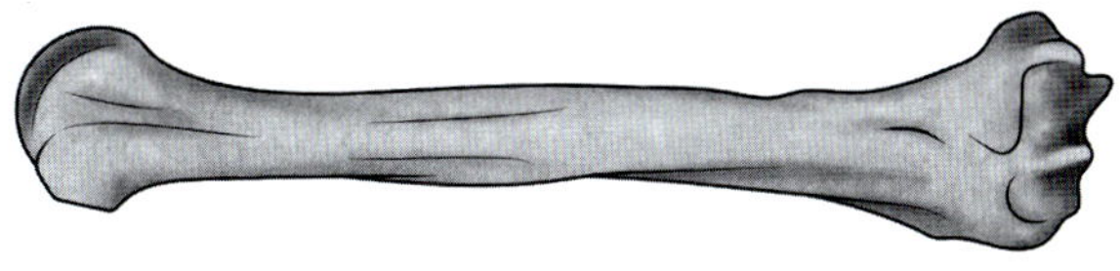

그림 1.35 상완골은 길이가 긴 뼈로 너비보다 길이가 우세한 뼈이다.

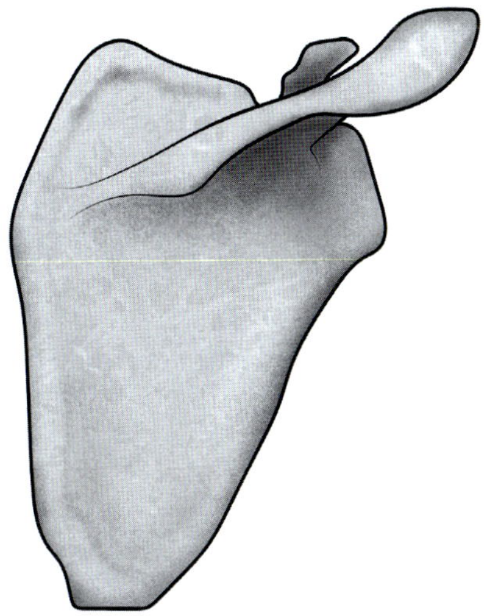

그림 1.36 견갑골은 납짝 뼈로 길이와 너비가 두께보다 우세한 뼈이다.

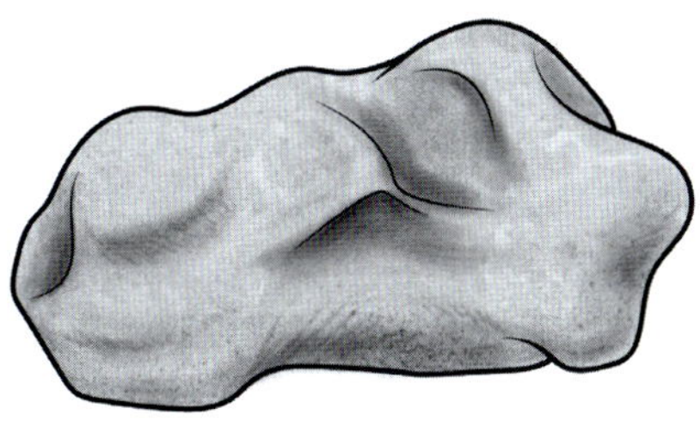

그림 1.37 종골은 짧은 뼈이며, 직사각형 모양의 뼈이다.

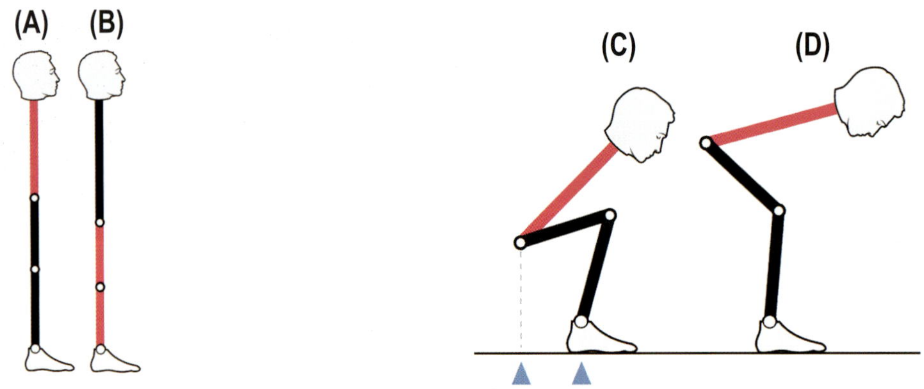

그림 1.38 (A) 분홍색은 하체에 비해 몸통이 짧은 경우, (B)는 몸통에 비해 하체가 짧은 경우이다. (C) 몸통에 비해 하체가 짧은 스쿼트 (D) 몸통에 비해 하체가 긴 데드리프트의 경향이다(Contreras 2019 기준).

뼈에 대한 이러한 기본적인 설명이 맥락에서 벗어난 단조로운 설명으로 남지 않도록 뼈의 모양, 특히 피험자마다 발생할 수 있는 변수가 운동의 실행을 다른 정도로 조절하여 각 사람의 체형에 따라 일부 운동은 더 쉽고 다른 운동은 더 복잡하게 만든다는 것을 이해해야 한다. 예를 들어 짧은 몸통에 비해 긴 몸통은 지지 지점에 대한 균형을 잃지 않도록 몸통을 더 똑바로 세워야 한다는 것을 의미한다. 마찬가지로 관절강(예: 고관절 소켓)의 방향에 따라 이 관절과 하지 전체의 위치와 가능성이 결정된다.

대퇴 경부의 모양, 위치 및 각도 또한 특정 운동이나 위치 및 각도를 선택하거나 피하는 데 결정적인 역할을 한다.

꼬리뼈와 대퇴골두의 모양과 관절의 결합은 어느 정도 뚜렷한 굴곡을 생성할 수 있을 때 결정적인 역할을 한다. 그렇기 때문에 일부 운동에서는 구조적 관점에서 사람마다 차이가 있을 수 있기 때문에 모든 사람에게 정렬의 기준을 설정하는 것이 사실상 불가능하다.

하체 운동의 기술에서 해부학과 구조의 변형을 이해하는 것이 필요하다. 또한 이러한 모든 요소와 동작을 수행하는 사람의 현재 신체 상태가 복합적으로 작용하여 제한 요인을 감지하기 어려울 수 있다.

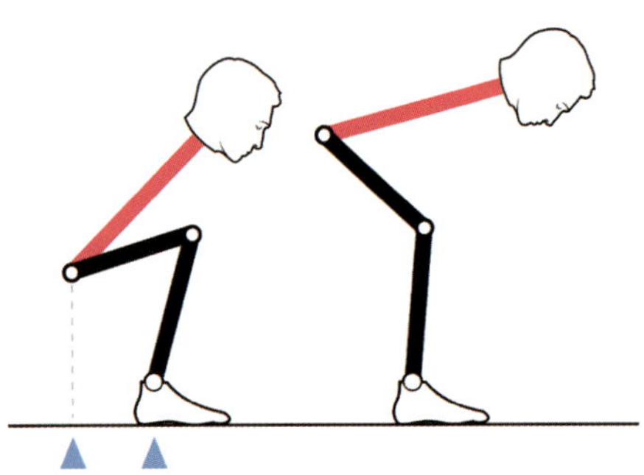

그림 1.39 몸통에 비해 하체가 길면 상체가 더 기울어진 스쿼트와 데드리프트를 수행하는 경향이 있다.

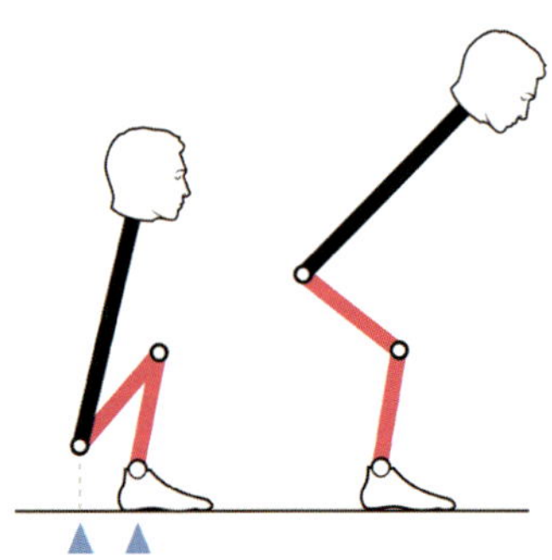

그림 1.40 하체에 비해 몸통이 길면 하체가 더 구부러지는 스쿼트와 데드리프트를 수행하는 경향이 있다.

근육의 구조

관절과 뼈는 우리가 운동을 실행하는 형태와 기능을 정의한다. 근육의 형태는 근육의 기능에 큰 영향을 미치므로 근육의 배열과 특성을 알면 가능한 움직임을 이해하는 데 도움이 된다. 근육은 스트레칭에 의해 긴장을 받거나 수축에 의해 긴장을 받을 수 있는 우리 몸의 긴장 구조에서 유연한 구성 요소이다. 또한 근육은 움직임을 주도하는 힘의 생성자이기도 하다. 근육은 수축과 이완을 통해 움직임을 만들어내는 역할을 하는 근세포라고 하는 섬유 또는 세포로 구성된 기관이다. 이 첫 번째 책에서는 가장 기본적인 형태인 긴 근육, 넓은 근육, 짧은 근육, 혼합 근육 등 다양한 방식으로 분류되는 골격근에 대해 공부한다. 또한 근육의 모양과 배열에 따라 분류하기도 한다.

- **방추형:** 섬유가 세로로 배열되어 중앙이 두껍고 끝이 얇은 형태이다.
- **깃털형:** 깃털처럼 섬유가 힘줄에 비스듬히 배열되어 있다.

보다 구체적인 모양에 따라 분류할 수 있다.

- **수렴근:** 대흉근
- **반우상근:** 후경골근
- **평행근:** 봉공근
- **뭇깃근:** 삼각근
- **깃근:** 대퇴직근

모양은 섬유의 가능한 배열을 정의하고 그 모양에 따라서 생성할 수 있는 작용 또는 가능한 작용을 정의한다.

이 책의 시리즈 중 두 번째 시리즈에서 근육에 대한 내용이 더 많이 포함되어 있다. 그 내용은 단일 근육이 얼마나 많은 관절을 교차하거나 작용하는지

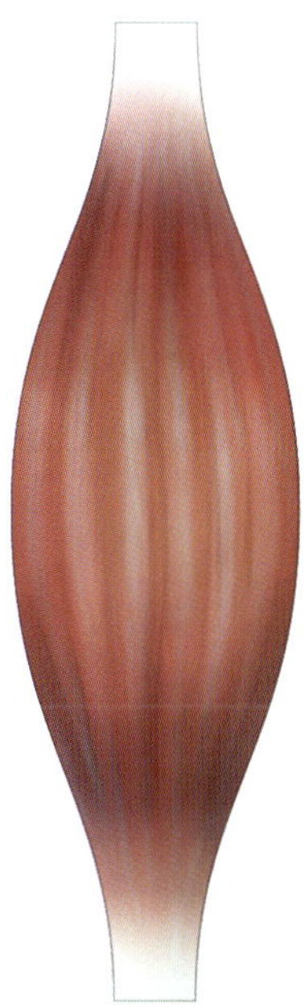

그림 1.41 방추형 또는 방추형 근육. 이 근육의 섬유 형태는 중앙 힘줄에 세로로 평행하게 배열되어 있다.

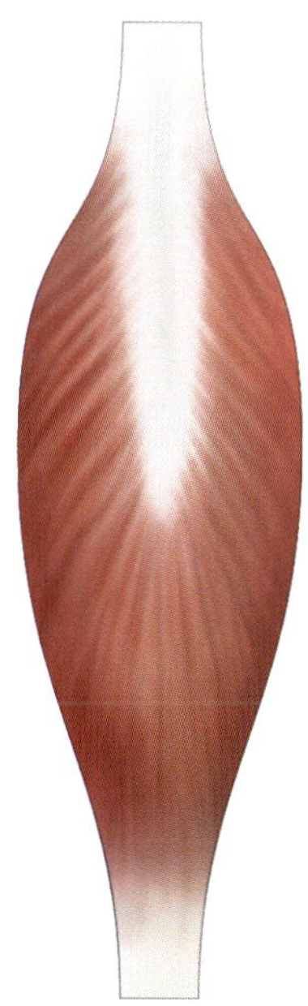

그림 1.42 깃털 모양의 근육. 이 근육의 섬유는 중앙 힘줄에 비스듬히 배열되어 있는 것을 볼 수 있다.

에 관한 것이다.

- **단관절:** 단 하나의 관절에서만 교차하거나 작용 범위를 가진다.
- **다관절:** 두 관절을 가로지르거나 두 관절에 작용 범위를 가진다.

대흉근은 주로 내전근과 외전근이 내측에서 외측으로 배열된 수평 근육을 가지고 있는데, 이는 내전근의 특성을 나타낸다. 그러나 중앙의 수평 근육에서 아래쪽 또는 위쪽으로 이동함에 따라 더 비스듬히 배열되는 근육도 있다. 대흉근의 갈래는 세 가지 영역으로 볼 수 있다. 갈래의 영역은 다음과 같다.

- **대흉근의 쇄골 부분:** 쇄골의 흉골 절반(흉골에 가장 가까운 부분)에서 상완골을 향해 아래 방향으로 배열된 섬유이다.
- **대흉근의 흉골 부분:** 복장뼈와 흉골부의 가운데 갈래는 상완골을 향해 수평으로 배열된 5~6개의 늑골 연골에서 부착되어 뻗어 나온 섬유이다.
- **대흉근의 복근 부분:** 상완골을 향해 위 방향으로 배열된 복직근 위에 있는 섬유이다.

이 근육은 모든 근섬유 배열이 상완골에 부착되는 힘줄로 인해 원위 쪽으로 모이는 방사형 근육이다. 모든 섬유는 내측에서 외측으로 배열되어 어깨의 내전 및 내회전을 담당한다. 대흉근은 세 갈래로 오름차순 형식 또는 내림차순 형식의 각각 다른 부위에 부착되어 있다. 하강 배열의 쇄골 부분은 어깨 관절에 굴곡 작용을 담당하고 반면에 어깨 신전작용을 하는 복근 부분과 같이 동작을 시작하는 위치에 따라 반전 작용을 만들어내는 부위도 있다.

근육의 모양과 성향에 대한 이러한 지식은 특정 부위를 집중적으로 단련하고 싶을 때뿐 아니라 근육이 가진 다양한 기능을 단련하는 데 필수적이다. 이 구조를 동원하거나 늘리고 싶을 때도 마찬가지로 적용되며, 각 그룹 또는 전체 근육을 정확하게 요청하기 위해 각 부분에 반대되는 동작들을 찾아야 한다.

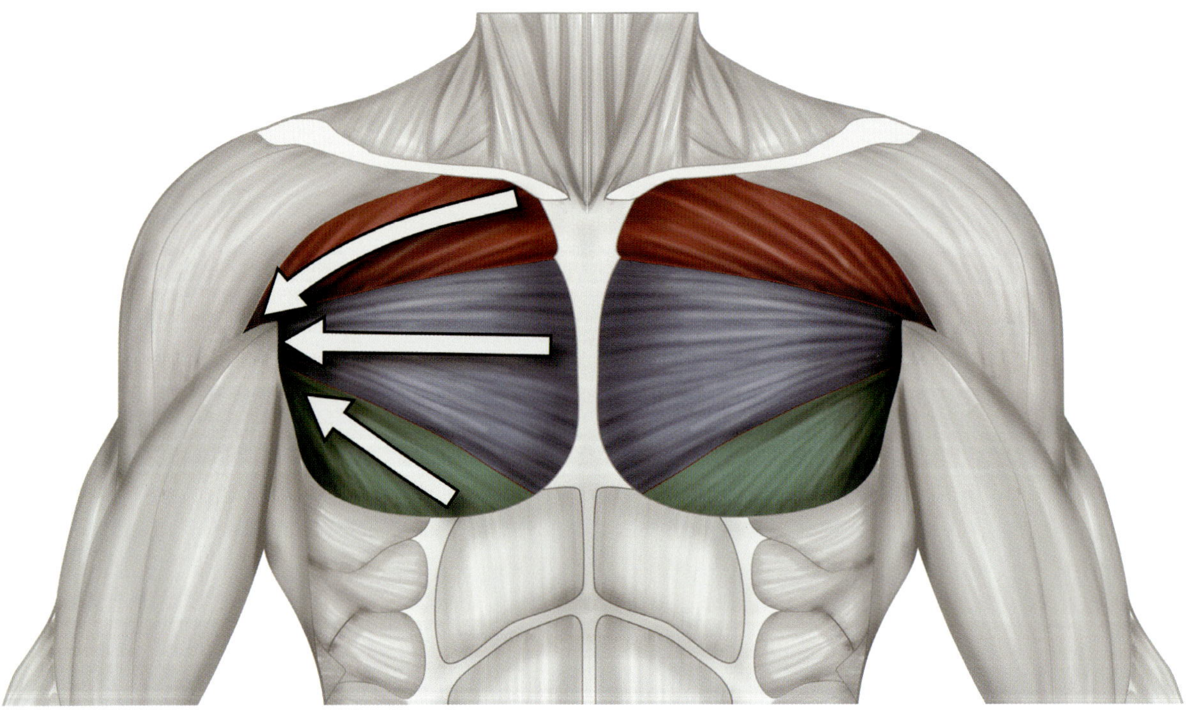

그림 1.43 대흉근의 세 부분은 모두 어깨의 명확한 복합 운동(내전 및 내회전)을 위해 협력한다. 그러나 각 부분은 다른 움직임을 유발한다. 녹색은 어깨의 신전, 빨간색은 굴곡, 파란색은 근육 자체의 내전을 유발한다.

근육 기능

움직임이나 운동에 대한 근육의 작용을 이해하려면 그 움직임에 주로 관여하는 근육 또는 근육 그룹과 그 움직임에 반대하는 근육 및 모든 근육을 보조하는 근육에 대한 기반이 있어야 한다.

기본 분류에 따르면 동작을 주도하는 근육(주동근), 이러한 근육의 작용에 반대하는 근육(길항근), 이러한 작용에 협력하거나 안정근 역할을 하는 근육(협력근)이 있다.

- 주동근: 주인공이 되는 근육 또는 특정 운동이 발생하는 데 가장 큰 영향을 미치는 근육.
- 길항근: 주동근과 반대되는 작용을 하는 근육.
- 협력근: 직접적 또는 간접적으로 주변의 구조를 안정화하여 근육의 작용을 돕는다.

기본 분류 예시

- **동작:** 팔꿈치 굴곡
- **주동근:** 상완이두근
- **길항근:** 상완 삼두근
- **굴곡의 협력근:** 상완근, 상완이두근
- **안정화 협력근:** 삼각근

팔꿈치의 굴곡을 평가할 때 주동근(주요 작용 근육)은 상완 이두근이 될 것이다. 반대로 신전을 평가할 때의 주동근은 상완 삼두근이고 길항근은 상완 이두근일 것이다. 그렇기 때문에 동작을 기준으로 움직임 분석을 정의하는 것이다.

팔꿈치 굴곡은 전형적인 예시이며 관련된 근육이 일반적으로 많이 알려져 있기 때문에 이해하기 쉽다.

하지만 팔꿈치의 주요 굴곡근은 상완 이두근이며, 상완 이두근은 팔꿈치 관절의 주요 굴곡근 중 하나이기도 하다. 이 내용은 세 번째 책인 『상지』에서 살펴보겠다.

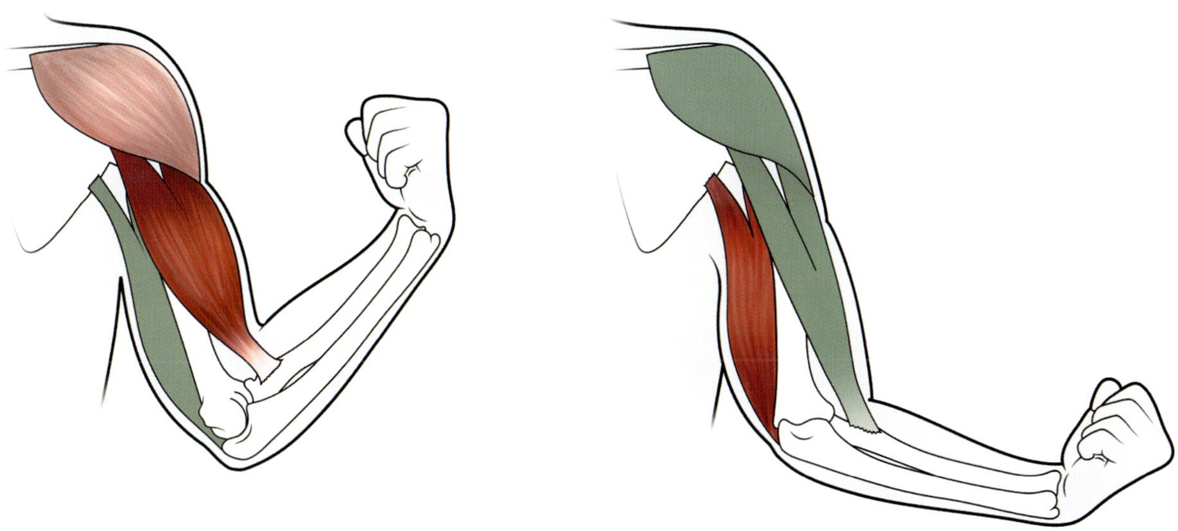

그림 1.44 주동근(빨간색)은 작용의 주인공이자 주된 책임이 있다. 길항근(녹색)은 이 작용에 반대하여 정반대의 작용을 일으킨다. 협력근(분홍색)은 주동근의 작용에 협력하거나 신체의 일부를 안정화하여 주동근을 돕는다.

근육 수축의 유형

근육 기능이 동작을 나타낸다면, 수축 유형은 힘을 생성하기 위해 작용하는 방식을 나타낸다. 전통적으로 단축성, 신장성, 등척성 수축 등 이 세 가지 유형의 수축이 사용된다. 다른 유형도 있지만 이 책에서는 다루지 않는다.

- **등장성**: 동일한 장력을 유지하는 것을 말한다.
- **등척성**: 동일한 길이를 유지하는 것을 말한다.

등장성이라는 용어는 근육의 장력을 의미하지만, 근육 수축은 동일한 장력 값을 갖지 않는다. 따라서 등장성 수축을 그 기능에 더 적합한 용어로 부르는 것이 더 적절할 것이다. 근육의 길이가 변하는 수축 유형을 더 정확하게 지칭하자면 동적 긴장 또는 동적 수축이라고 한다.

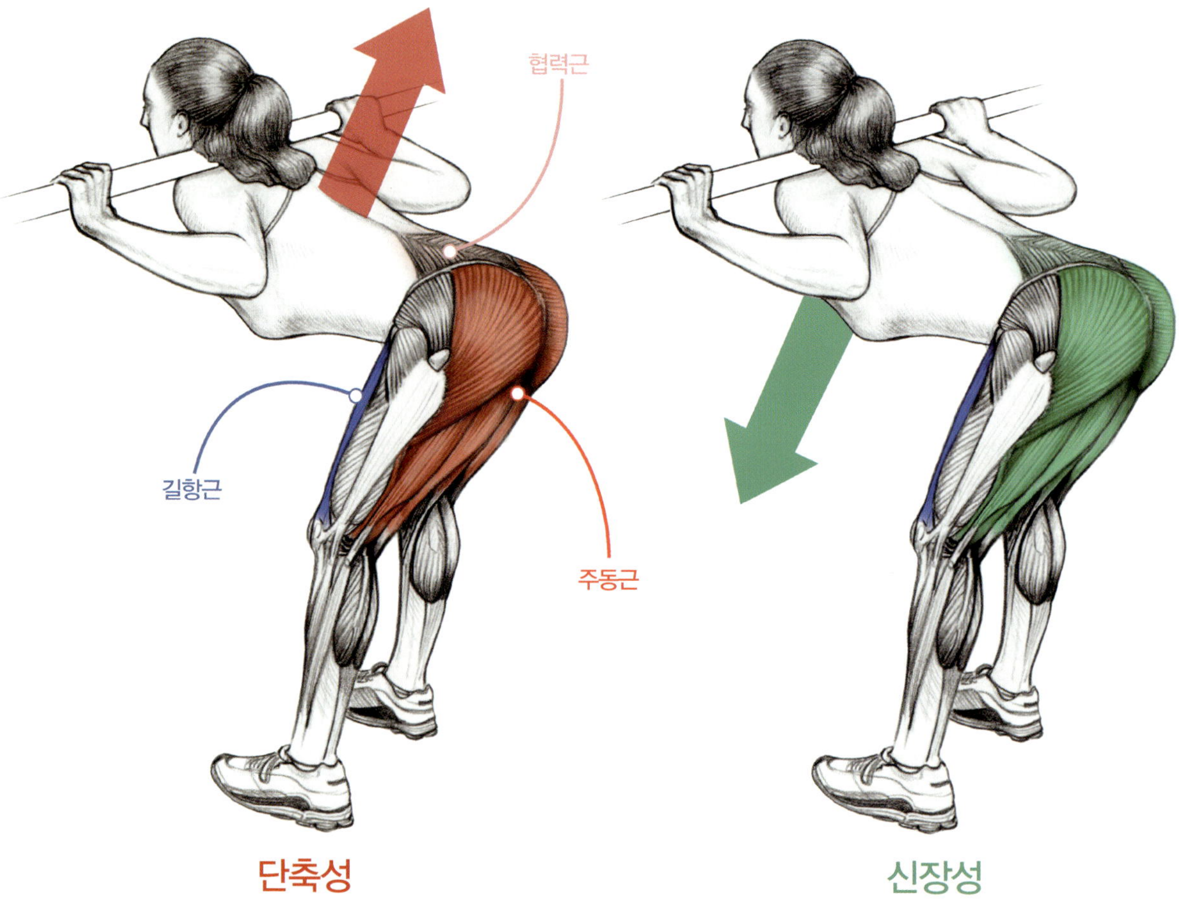

그림 1.45 빨간색은 굿모닝 동작에서 엉덩이 근육을 신전하는 신장성 작용을 하는 주동근으로 대둔근과 햄스트링을 자극한다.

등장성 수축(동적 수축) 안에서 서로 가까워지는 단축성 수축과 서로 멀어지는 신장성 수축을 볼 수 있다.

- **단축성:** 근육이 서로 가까워지면서 근육이 수축하는 것을 말한다. 근육이 수축할 때 근육이 '짧아진다'라고 한다.
- **신장성:** 근육이 서로 멀어지면서 수축하는 것을 말한다. 우리는 근육이 수축하면서 '늘어난다'라고 한다.

이 두 용어와 등척성(길이의 변화가 없음)이라는 용어는 이 책에서 선택한 몇 가지 근력 운동에서 제시할 수축 유형을 이해하는 데 도움이 된다.

- **등척성:** 근육의 길이를 감소시키지 않고 근육을 수축시켜 힘을 발휘하는 것을 의미한다.

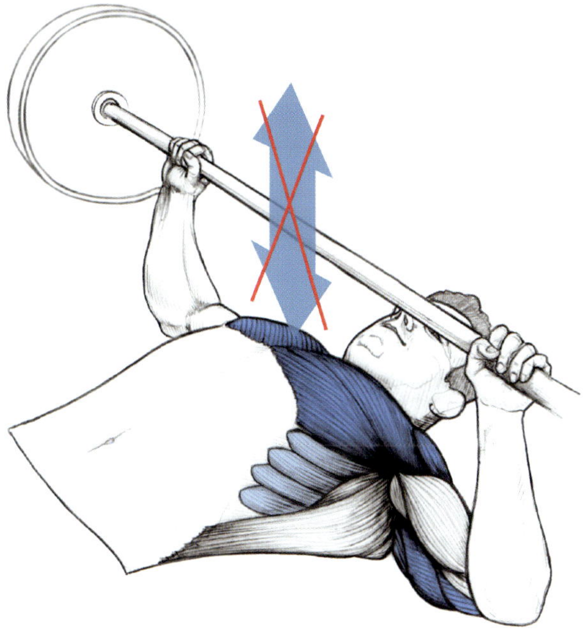

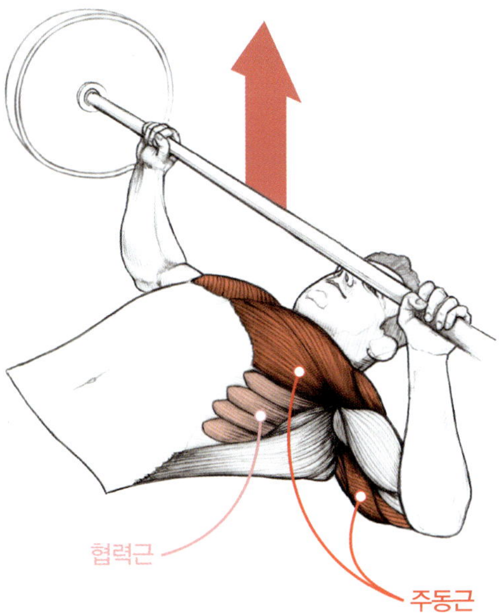

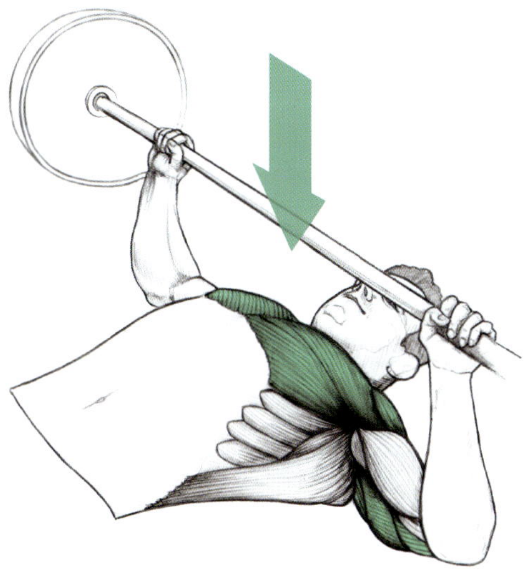

그림 1.46 파란색은 등척성 수축으로 바벨이 내려가거나 올라가지 않도록 고정된 바벨을 잡고 있는 모습이다. 빨간색은 단축성 수축 동작으로 근육이 서로 가까워지며 바벨을 미는 동작이고 녹색은 멀어지며 수축하는 신장성 수축 동작이다.

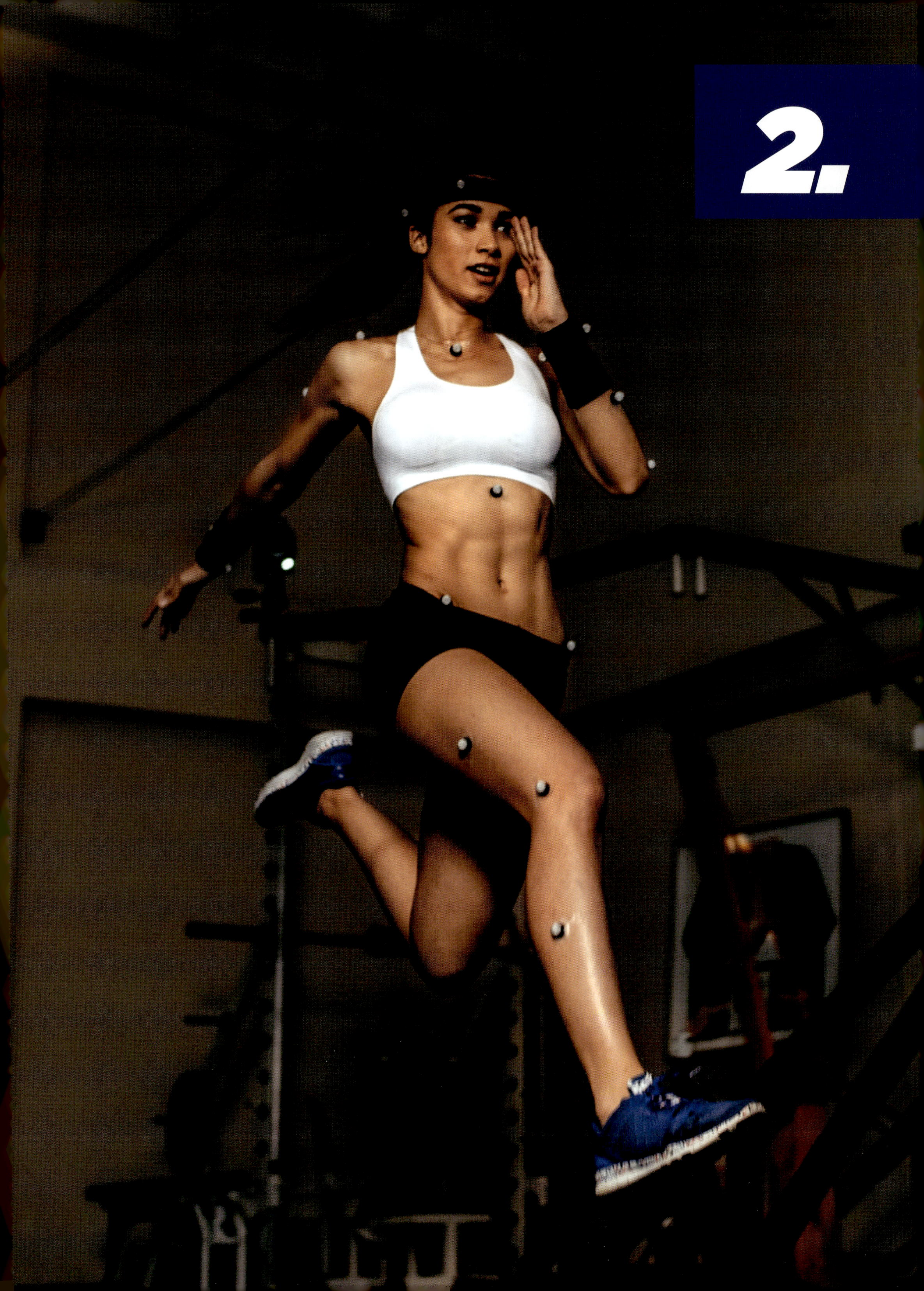

2.

움직임

이론

이 장에서는 이 매뉴얼의 이해를 돕기 위해 세 가지 기본 개념을 소개한다. 이러한 새로운 개념은 운동의 기본 역학을 다루고 우리 몸에 가해지는 힘의 작용을 이해하며 운동 유형을 분류하는 방식을 정의하는 등 다양한 측면에서 사용된다.

인체가 움직이는 평면과 축을 이해한 후 일반적으로 움직임과 훈련의 여러 측면을 설명하는 데 자주 사용하는 세 가지 개념을 포함한다. 이것이 유일한 개념적 도구라는 것은 아니지만(도구 역할을 할 수 있는 무수히 많은 지식이 있다), 경험상 다음 세 가지 개념을 다루면 주어진 운동에서 움직임을 평가할 때 빠르게 적용 가능하며 효과적인 리소스를 얻을 수 있다. 다음 주제는 해부학에만 국한된 것이 아니며, 실제로 고전적인 해부학 책에서 설명하지 않고 정확한 참고 문헌을 찾기도 어렵다. 마이클 보일, 그레이 쿡, 스튜어트 맥길, 켈리 스타렛, 아리엘 쿠세이로, 그린맨 등의 다양한 저서에 흩어져 있는 개념이기 때문에 지식의 심화에 관심이 있는 분들에게 강력히 추천하는 내용이다.

먼저 신체의 여러 부위에서 요구되는 **가동성 또는 안정성**의 가능성과 요구 사항을 기반으로 한 개념인 가동성-안정성 연속체를 소개한다. 운동 평가 분야에서 배우고 적용하기 쉬운 개념이다.

그런 다음 1장에서 살펴본 모든 내용을 책의 나머지 부분과 연결하는 데 매우 중요한 **토크**의 개념을 요약한다.

마지막으로 **운동 패턴**이라는 분류에 대해 자세히 설명한다. 운동 패턴은 같은 그룹 아래 운동군을 분류할 수 있는 간단하고 비특이적인 내용이다.

이 세 가지 개념은 해부학의 불변의 논리와 근력 훈련 및 운동 역학을 통합하는 데 도움이 되는 다리 역할을 한다.

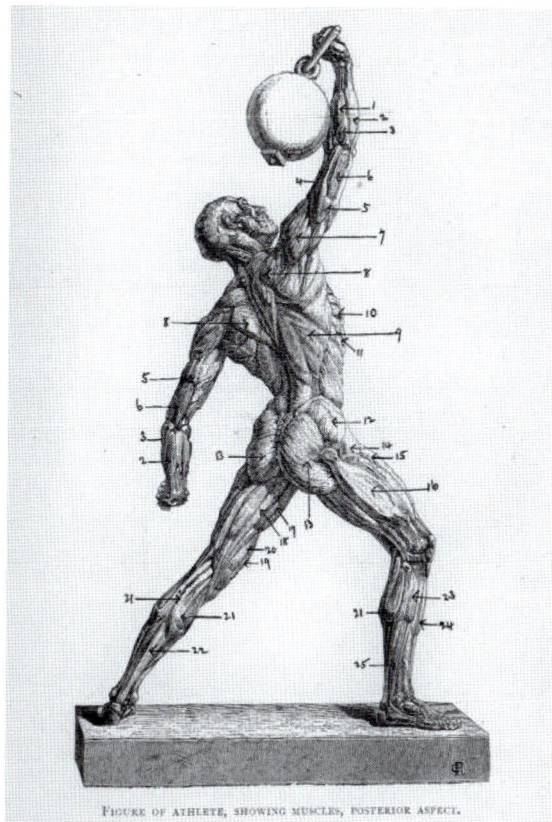

그림 2.1 이 장에서 살펴볼 가동성, 안정성, 내부 및 외부 토크, 움직임 패턴의 분류에 따른 신체 여러 부위에 대한 요구 사항을 살펴본다. 샌도우(SHANDOW)의 신체 훈련 시스템의 원본(1894).

가동성과 안정성의 연속성

이 아이디어는 그레이 쿡과 마이클 보일이 얀다 박사의 개념에 대해 나눈 유명한 대화에서 도출하고 발전시킨 것이다. 이 과정에서 보일은 신체 구조에 따른 움직임 측면에서 관절 형식이 허용하는 것을 개념적으로 단순화한 것을 '개별 관절 접근법'이라고 부른다.

관절에 대한 이해와 각 신체 부위에서 각 관절의 움직임 가능성에 대한 이해가 필수적이다. 요약하자면, 신체가 가지고 있는 관절의 형태와 방식을 살펴본 결과, 많은 움직임을 만들고 신체 부위의 준비와 안정성을 만들기(또는 움직임에 저항) 위해서 준비되어야 하는 신체 부위가 있다고 말할 수 있다.

이 시나리오에서 가동성과 안정성은 서로 상반된 것이 아니라 상호 보완적인 관계이며, 서로 공존한다. 이러한 가동성과 안정성의 연속체는 마치 사슬처럼 관절에서 번갈아 가며 역할을 하며, 다른 기계나 장치에서와 마찬가지로 움직임을 제공하는 영역과 움직임을 제한하거나 안정화하여 움직임을 가능하게 하는 영역이 필요하다. 이 연속체는 단순화된 분류 지침이므로 이를 종교처럼 맹신하거나 정확하고 정밀한 근거로 받아들여서는 안 된다.

이는 피험자의 운동 상황에 대한 평가이다. 예를 들어 어깨의 움직임이 과도할 것 같은 사람은 실제로 안정성이 필요할 수 있는 모순적인 상황이 발생할 수 있다.

자세히 분석해 보면 무릎(안정성이 있어야 하는)도 굴곡/신전 시에는 가동성이 좋거나 굴곡 시 작은 회전 움직임이 있어야 하지만, 실제로는 가장 필요한 매개변수이자 가장 일반적으로 결여된 매개변수가 안정성이라는 것을 알게 될 것이다.

실제로 무릎을 구부리거나 펼 때 움직임이 거의 없다면 무릎 전문의의 진찰이 필요한 병리적인 무릎을 가진 것이다. 무릎과 같이 특정 부위에 안정성이 필요하거나 요구되는 경향이 있다고 해서 기본적인 가동성 조건이 면제되는 것은 아니며, 이는 관절의 전반적인 생리적 움직임에 의해 조절된다.

발: 안정성

발목: 가동성

무릎: 안정성

고관절: 가동성

허리: 안정성

흉추부: 가동성

견갑골: 안정성

어깨: 가동성

팔꿈치: 안정성

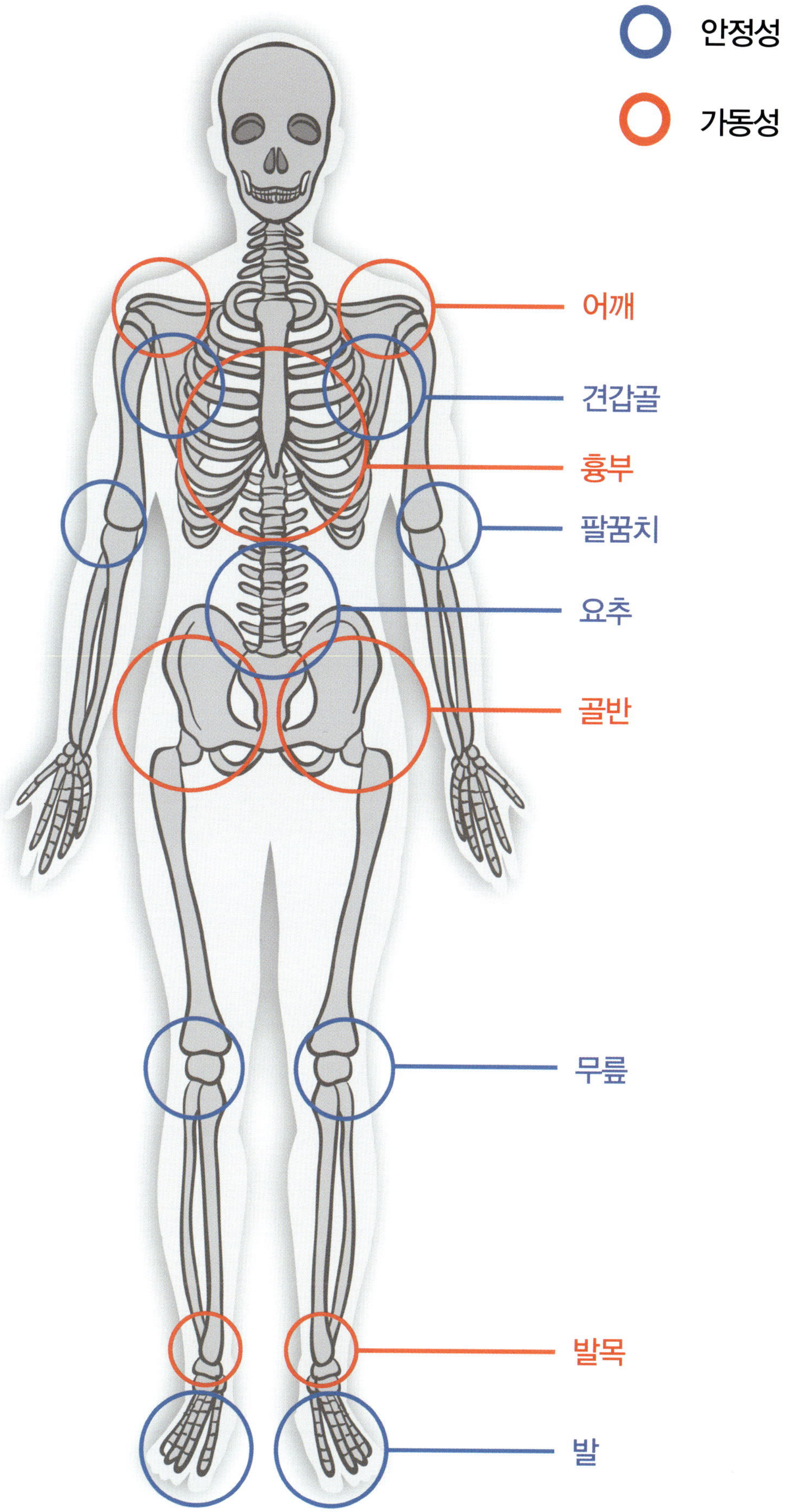
안정성
가동성
어깨
견갑골
흉부
팔꿈치
요추
골반
무릎
발목
발

발목(경골)은 발에 적합한 회전 및 외전/내전 움직임과 혼동하지 않고 굴곡/신전 움직임만 나타내야 한다. 이것이 바로 다이어그램을 일반적인 움직임 분석으로 사용하는 이유이다. 이 분석을 사용하여 이 매뉴얼이 모든 운동을 평가하여 가능한 모든 움직임과 기능에 맞는 빠른 도구를 얻을 수 있다. 연속체를 이해하기 위해 뼈대 색칠 공부와 같은 것을 반복하는 것만으로는 충분하지 않다. 먼저 어떤 관절은 무혈성 관절보다 훨씬 더 많은 움직임을 보일 수 있다. 그 이유는 성별의 특성 외에도 해당 관절이 얼마나 많은 운동 평면을 가지고 있는지 고려한 다음 근육, 인대, 근막 등 해당 부위를 구성하는 구성 요소를 평가해야 한다. 따라서 어깨는 그 특성과 모양으로 인해 가동성은 높지만 안정성은 고관절보다 낮으며 그 반대의 경우도 마찬가지이다.

연속체의 각 부분을 이해하려면 가동성이나 안정성이 그것에 기인한다는 것을 알아야 한다.

- **종류:** 특성이 있고 그 형식이 가동성 또는 안정성이라는 특성을 표현할 수 있다.
- **필요성:** 스포츠 또는 훈련 동작을 수행하기 위해 해당 특성이 필요하다.
- **손실 경향:** 사용하지 않거나 앉아서 생활하거나 부적절하거나 과도한 사용으로 인해 이러한 특성을 잃는 경향이 있다.

이 세 가지 조건을 염두에 두고 모든 관절 세그먼트를 분석해 보겠다.

- **고관절 가동성:** 고관절의 일부 구성 요소(예: 햄스트링 및 요근)가 과긴장되어 짧아지기 때문에 가동성을 잃는 경향이 있다. 또한 고관절은 하루 종일 몸의 하중을 견디며 앉아 생활을 해야 하는 경우 단축과 비활동성으로 이어진다. 기능적인 관점에서 볼 때 엉덩이는 모든 평면에서 움직임을 생성하는 데 완벽하며 6가지 기본 동작을 포함한다. 고관절은 신체에서 가장 강력한 근육을 가지고 있을 뿐만 아니라, 경직되기 쉬운 경향이 있다는 점을 주의하면서 운동하면 도움이 되는 관절이다.
- **요추 안정성:** 앉아서 생활하는 습관으로 인해 안정성을 잃는 경향이 있다. 요추 부위의 코어를 구성하는 근육은 앉은 자세에서 약화될 뿐만 아니라 안정화 능력을 잃게 된다. 이 부위는 하지의 움직임을 담당하는 근육 그룹에 변하지 않는 받침대를 제공하기 위해 안정성이 필요하다. 여기서 안정된 상태는 하지의 관절에서 움직임을 생성할 수 있도록 한다. 이러한 안정성이 없으면 아래쪽의 가동성에 영향을 미칠 수 있다.
- **흉추 부위의 가동성:** 여기에는 후방의 흉추 부위와 전방의 흉곽(갈비뼈, 흉골, 횡격막)이 포함된다. 갈비뼈의 존재로 인해 가동성이 거의 없으며 내부 근막 구조와 장기가 차지하는 공간이 많고, 자세적인 제한이 발생하여(현대 생활 방식으로 인한 후만의 문제) 가동성을 잃는 경향이 있다.
- **무릎 안정성:** 기울기와 회전에서 안정성을 잃는 경향이 있으며 비대칭 또는 특정 위치에서 약화되므로 안정성을 만드는 것이 도움이 된다.
- **견갑골 안정성:** 전거근, 능형근, 승모근의 비활성화로 인해 안정성을 잃게 된다. 상지의 동작에서 척추를 고정하기 위해서는 흉곽의 후면 벽에 견갑골을 안정화시키는 것이 필요하다.
- **어깨 가동성:** 가동성을 잃는 경향이 있다. 이 부위는 또한 관절이 복잡하고 많은 근육이 교차하고 과사용으로 인해 짧아지는 경향이 있다. 넓은 범위의 동작에서 활동 부족으로 인해 가동성을 잃는 경향이 있다.
- **팔꿈치 안정성:** 무릎과 마찬가지로 과부하로 인해 안정성을 잃는 경향이 있다. 상지에 세로로 하중을 가하는 대부분의 운동은 팔꿈치의 안정성을 떨어뜨리는 경향이 있다.

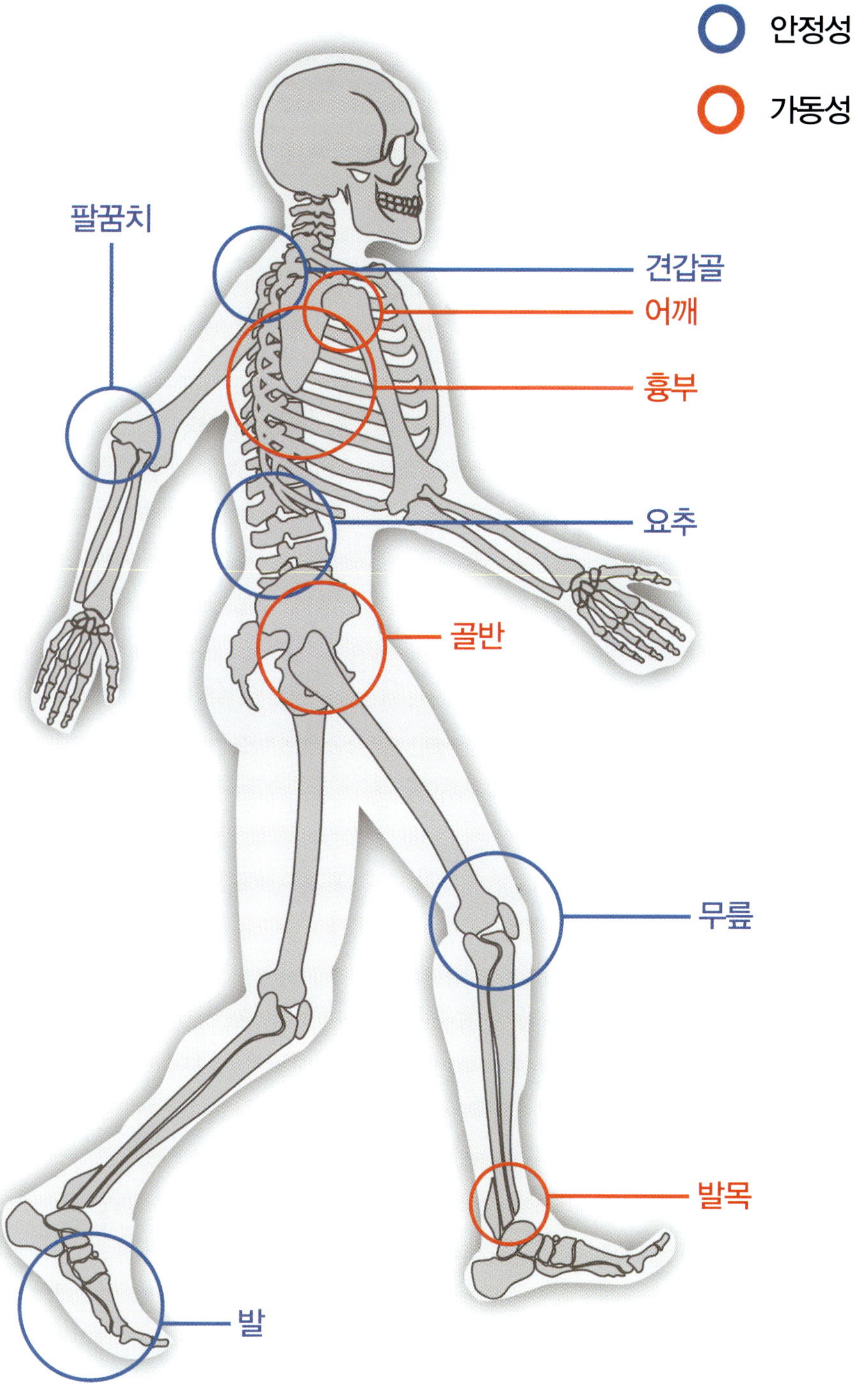
안정성
가동성
팔꿈치
견갑골
어깨
흉부
요추
골반
무릎
발목
발

- **발목의 가동성**: 종아리 근육의 단축과 과긴장성, 및 저활동성으로 인해 배측 굴곡 시 가동성의 기능적 약화를 보인다. 스쿼트와 같은 일부 운동 동작에서는 어느 정도의 깊이를 위한 가동성이 필요하다. 발목의 뻣뻣함과 가동성의 부족은 무릎의 안정성에 영향을 미치며, 이는 우리가 수행하려는 움직임을 완료하기 위해 건강한 범위를 초과하여 이를 해결하려고 '보상 작용'을 할 것이다. 이러한 '보상 작용'으로 인해서 발목의 활동성에 영향을 미칠 수 있으며, 발목의 비활동성은 무릎의 기능을 약화시켜 경직 또는 비정상적인 움직임을 만들어 낸다.
- **발의 안성성**: 운동 중 불안정해지는 경향이 있으므로 운동 제어력을 위해 발을 안정화시켜야 한다. 발의 안정성 문제는 발목의 가동성에 영향을 미칠 가능성이 높으며, 발이 수행하지 않는 안정성 기능을 필수적으로 수행하려고 하기 때문에 발목이 뻣뻣해지고 가동성을 잃기 시작할 수 있다.

"엉덩이가 움직이지 않으면
척추가 움직일 것이다"(마이크 보일 2020).

가동성과 안정성의 관계는 사람 사이의 갈등과 그 안에서 해결되는 방식과 유사하다. 한 사람의 일이 부족하면 다른 사람이 그 일을 대신하게 되고, 준비되지 않은 일이나 업무에 과부하가 걸려 완전히 지칠 수 있다. 한 그룹의 가동성이 부족하면 안정성을 가져야 할 부위가 자신의 안정성을 희생하여 가동성 부족을 보완할 수 있다.

예를 들어 던지기 동작에서 회전하지 않는 고관절은 허리의 안정성을 희생하여 이러한 움직임을 달성할 가능성이 높다. 또 다른 경우는 무릎의 안정성이 부족하여 동일한 기능을 수행하기 위해 고관절이 경직될 수 있는 경우이다.

보일은 그의 저서 『어드밴시스 인 펑셔널 트레이닝』에서 이러한 연속체 보상에 대해 짧고 간결한 문장으로 설명한다.

"발목의 가동성 상실은
무릎 통증을 발생시킨다."

"고관절의 가동성 상실은
요통을 발생시킨다."

"흉추 가동성 상실은 목과 어깨의 통증
또는 요통을 발생시킨다."

안정성과 가동성의 연속체는 우리가 평가하려는 움직임에 대한 첫 번째 '예시' 도구로 사용할 수 있다. 이것이 완전한 평가 도구는 아니다. 하지만 움직임을 제한할 수 있는 요소에 대한 1차적인 추론을 할 수 있는 빠르고 중요한 정보를 제공한다. 나는 이 방법을 '트렌치' 방법이라고 부르는데, 그 이유는 현장에서 빠르고 직접적인 적용이 가능하기 때문이다.

우리가 관찰할 수 있는 모든 그림을 평가하고 이러한 특성의 존재, 필요성 또는 경향을 자세히 설명할 수 있는 것은 연습으로서 중요하다. 다음 쪽에서는 각 관절에 가장 많은 가동성/안정성이 요구되는 동작 중 하나인 오버헤드 스쿼트를 평가해 보겠다. 스쿼트에서 다음과 같은 것들을 볼 수 있다.

- **발**은 상당한 하중을 견딜 수 있도록 높은 수준의 안정성이 필요하다.
- **발목**은 발바닥 위의 하중으로 몸의 질량 중심을 유지하기 위해 무릎이 앞으로 나올 수 있도록(예: 무릎이 발가락 앞으로 나올 수 있다!) 뚜렷한 배측 굴곡 운동성이 많이 필요하다.
- **무릎**은 외반으로 인해 무너지기 쉽기 때문에 안정성이 필요하다.
- **엉덩이**는 절대적으로 굴곡되는 위치에 있어야 한다.

- **요추 부위**는 하중이 추간판을 고르지 않게 압박하지 않도록 안정적으로 유지해야 하며, 이 주제는 이 설명서의 핵심 장에서 자세히 다룰 것이다. 몸통의 수직을 최대한 유지하여 체중이 앞으로 쏠리지 않고 머리 위로 유지하려면 흉부 부위의 뛰어난 가동성이 필요하다.
- **견갑골**은 하체와 상체 및 척추 사이의 연결 고리 역할을 하므로 안정적이어야 한다.
- **팔꿈치**는 기능적 이유로 안정적이어야 한다.

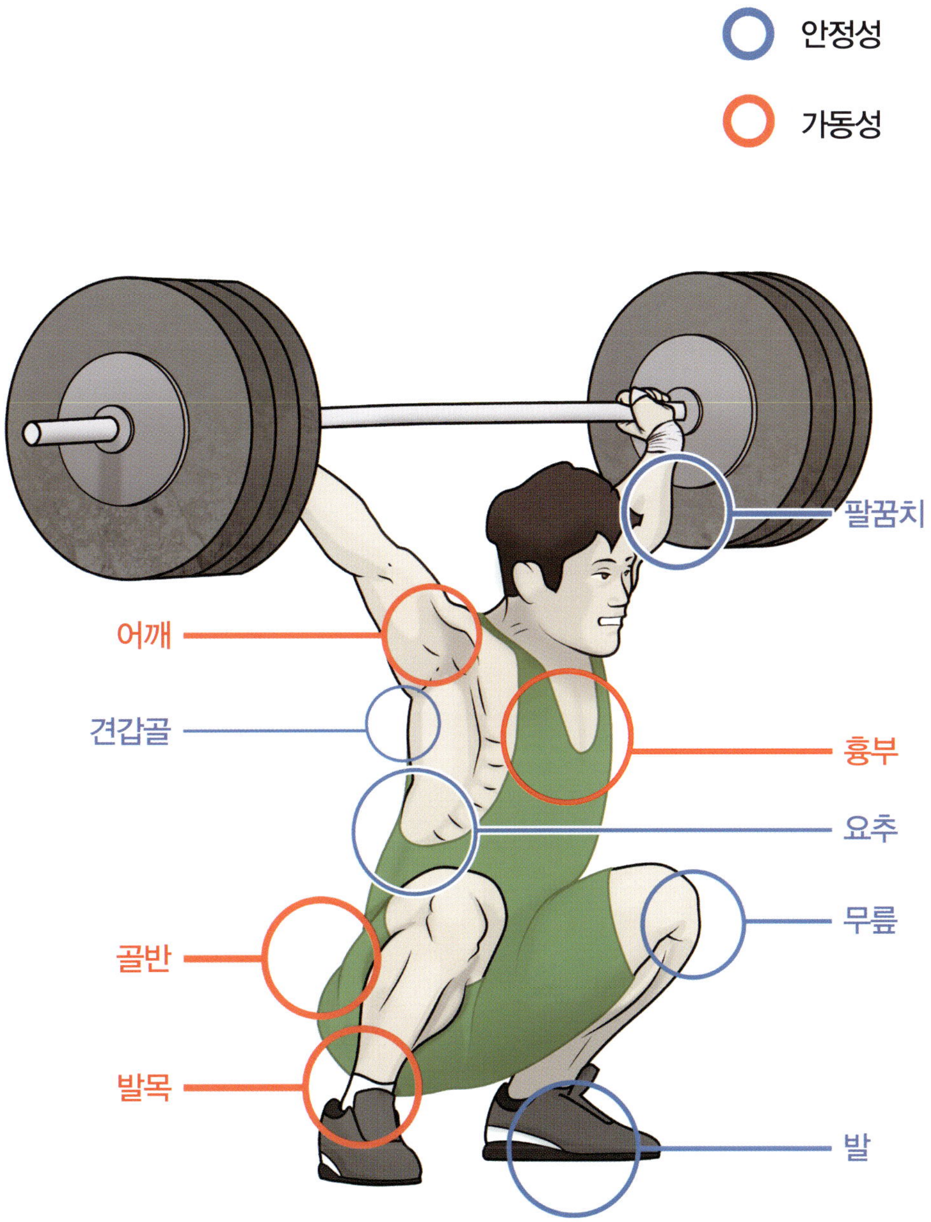

그림 2.2 오버헤드 스쿼트는 안정성과 가동성 연속체 측면에서 가장 까다로운 자세 중 하나이다. 그렇기 때문에 동작의 실행과 유지에 큰 어려움이 있다.

토크의 총량

토크는 최근 몇 년 동안 많은 악명을 얻고 있는 용어이다. 토크는 한때 운동역학이나 힘의 측정이 필요한 운동의 정밀한 분석에 국한되어 사용되었다. 하지만 오늘날에는 완전히 정확하지 않았던 기존의 정의를 대체하는 일반적인 용어가 되었다.

토크의 개념을 이해하고 인체에 적용하기 위해 관절 주변의 신체 부위를 상상해 본다. 골격 구조가 서로 관련된 방식은 뼈가 단단한 막대인 지렛대 시스템으로 비유된다. 관절은 지렛대(받침대)이며, 근육의 힘은 축을 중심으로 세그먼트를 움직일 수 있는 모멘트 또는 토크를 발생시킨다. 이미 앞에서 "회전 효과를 일으키는 방식으로 힘이 가해지면 그 힘의 곱을 토크 또는 힘의 모멘트라고 한다"라고 한 적이 있다. 다음 설명은 이 개념을 이해하는 데 도움이 될 것이다. "토크는 힘이 아니라 회전을 일으키는 힘의 효과이며, 특정 축을 중심으로 회전을 일으키는 힘의 경향이다." "힘의 모멘트 또는 토크는 축이 장착된 물체에 가해지는 힘에 의해 발생하는 회전 효과이다."

토크를 이해하려면 이 그림에 명확하게 설명된 모멘트암과 레버암이라는 구성 요소를 이해해야 한다.

모멘트암은 축 또는 받침대와 힘이 가해지는 곳을 연결하는 수평 거리를 말한다. 거리가 클수록 동일한 토크를 얻는 데 필요한 힘이 줄어든다.

레버암은 힘이 가해지는 곳과 받침대를 연결하는 레버암의 길이이다. 힘과 받침점 사이의 거리가

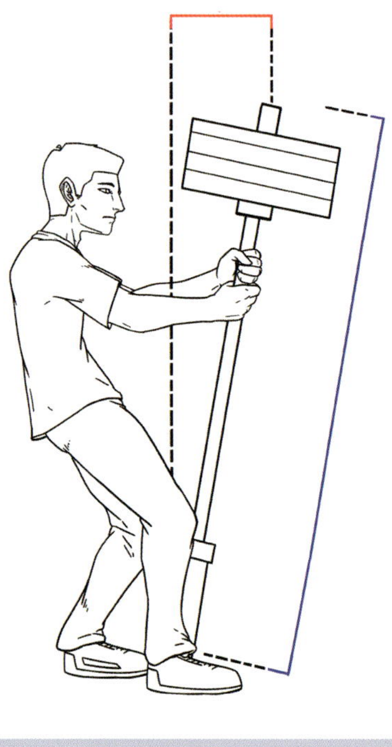

그림 2.3 레버암은 힘을 전달하는 강성 요소(바벨)가 된다. 모멘트암(빨간색)은 받침점(바닥에 있는 막대의 끝)과 힘(원판과 중력의 합) 사이의 수평 거리이다.

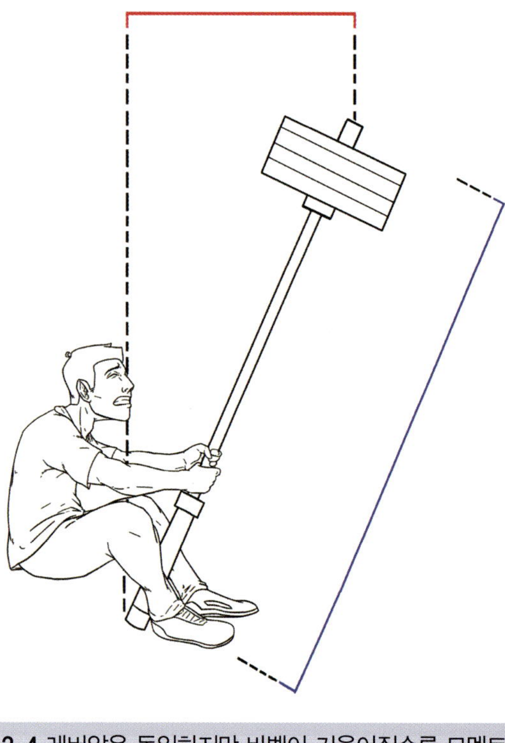

그림 2.4 레버암은 동일하지만 바벨이 기울어질수록 모멘트암이 증가한다. 받침점과 하중 사이의 거리가 증가하여 발생하는 토크가 더 커진다(Rippetoe, 2017).

멀수록 동일한 토크를 얻는 데 필요한 힘이 줄어든다. 레버암이 짧을수록 더 많은 힘이 필요하다. 이는 매우 작고 짧은 문손잡이를 조작하는 것과 긴 손잡이를 조작하는 것의 어려움을 비교하면 쉽게 이해할 수 있다. 따라서 레버암이 길수록 축에 회전 효과를 일으키는 데 필요한 힘이 줄어든다.

레버암의 길이에 따라 한쪽 끝에서 더 빠른 속도로 힘을 가하면 다른 쪽 끝에서 더 낮은 속도로 움직일 수 있지만 힘은 배가 된다. 연구하고 평가할 때 매우 복잡한 문제는, 예를 들어 한쪽 끝이 바닥에 지지되고 다른 쪽 끝이 지지대 위에 있는 하중을 지탱하는 막대를 잡을 때 모멘트암(지지점과 하중 사이의 수평 거리)이 0이라는 것을 이해하는 것이다. 여기서 우리는 무게, 힘, 하중 및 받침대가 중력에 따라 정렬되는 평형 시나리오에 있다고 말할 수 있다(그림 2.3). 이제 바벨이 기울어진다면 두 개의 모멘트암이 존재한다는 것을 이해해야 한다.

1. 지렛대와 바벨 끝의 하중 사이의 거리, 이 경우 최대 수평 거리(빨간색)가 포함되어 있기 때문에 더 커진다. 여기에는 지렛대와 양쪽 끝에 힘이 있고 중앙에 저항이 있기 때문에 두 번째 유형의 레버가 있다(이 주제는 두 번째 책에서 자세히 다룰 것이다). 이 힘이 끝에 있는 하중에 직접 작용하기 때문에 우리는 이 토크를 중력 토크라고 이해한다. 중력은 중력이 관절이나 받침점 또는 피벗 포인트를 통과하지 않을 때마다 토크를 생성하는 비접촉식 힘이다.

2. 받침점과 우리가 힘을 가하는 지점까지의 수평 거리 사이의 거리를 의미하며 여기에는 세 번째 유형의 레버가 있다. 이 레버(손의 그립에 가해지는)는 힘이 받침점과 바벨 끝의 하중(저항) 사이에 있다.

그렇기 때문에 이 상황에서 원판이 있는 바벨 끝의 작용과 그에 따른 낙하하는 힘에 대응할 수 있으려면 무게의 모멘트 암과 근육 시스템에 의해 생성된 힘의 모멘트 암이 더 커야 한다고 말하는 이유이다. 현장에서는 이러한 복잡한 요소를 모두 설명하지 않으므로 수십 년 동안 지도자와 실무자들에게 영감을 준 안정된 자세의 창조자로서 토크를 설명하는 역사적이고 보편적인 문구 또는 지침이 있다.

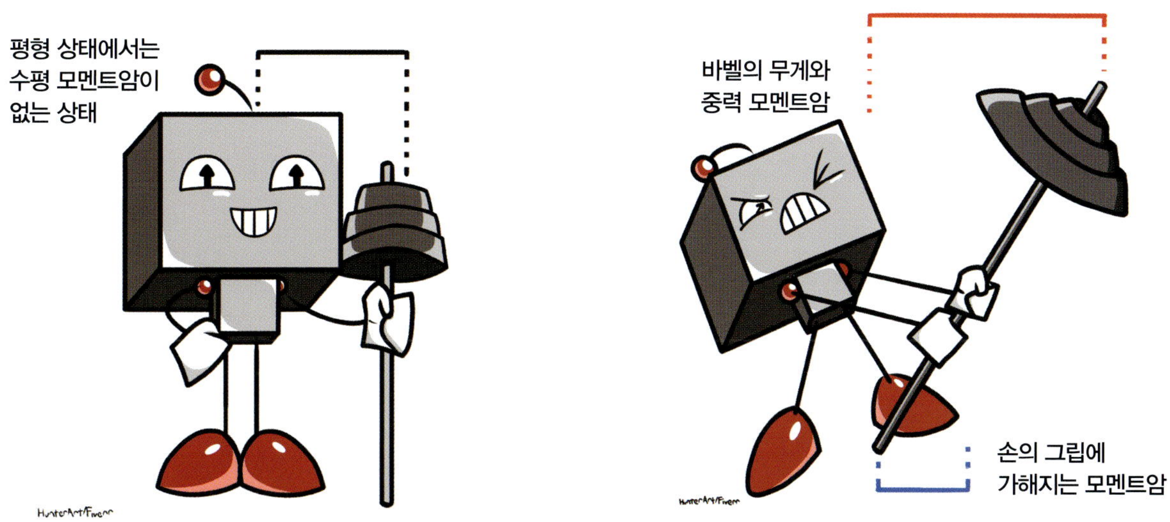

그림 2.5 웨이트의 받침점과 손에 가해지는 힘 사이의 모멘트암은 받침점과 바벨 끝의 무게 및 작용하는 중력 사이의 모멘트암보다 작다(Rippetoe, 2017).

무릎을 내밀어라!

(딥 스쿼트)

타일을 옆으로 펼쳐라!

(팔굽혀펴기)

트위스트 펀치!

(스핀이 있는 스트레이트 펀치)

바를 구부려라!

(모든 바벨 프레스)

바닥을 밀어라!

(레그 프레스)

최근 몇 년 동안 이 모든 문구는 현대적이고 경쾌하지만 그다지 분명하지 않은 문구로 요약되었다.

"더 많은 토크를 추가해!"

소셜 미디어의 특정 대사를 스쿼트를 할 때 상당한 하중이 가해졌을 때 무릎이 안쪽으로 무너지고 땅에 못과 같이 박혔던 발바닥이 완전히 무너지는 것을 방지하기 위해 어떤 종류의 힘을 발휘해야 한다는 의미로 해석했으면 한다. 그러나 토크는 고관절의 외회전 그 이상의 의미이다. 조금 더 나아가 주어진 움직임에 어떤 유형의 토크를 적용해야 하는지 정의해야 한다는 것을 깨닫게 될 것이다.

스쿼트를 예로 들어 보겠다. 왜냐하면 토크라는 단어를 가장 많이 잘못 적용한 운동이기 때문이다.

우리 모두는 신체가 하중에 의해 밀리는 경향과 적절한 활성화를 유지하지 않으면 무너지는 경향이 있다는 것을 알고 있다. 딥 스쿼트에서는 무릎이 내회전(중간 영역)으로 돌아가 도미노처럼 무너져 발바닥 아치와 나머지 시스템에 영향을 미치는 경향이 있으며, 특히 하중을 받는 경우 자세를 유지하는 것이 불가능해진다.

대둔근은 여기서 결정적인 역할을 하며, 주로 고관절 신전근이고 외회전에 매우 중요한 많은 특성을 가진 근육이며, 중간선에서 멀어지는 더 비스듬한

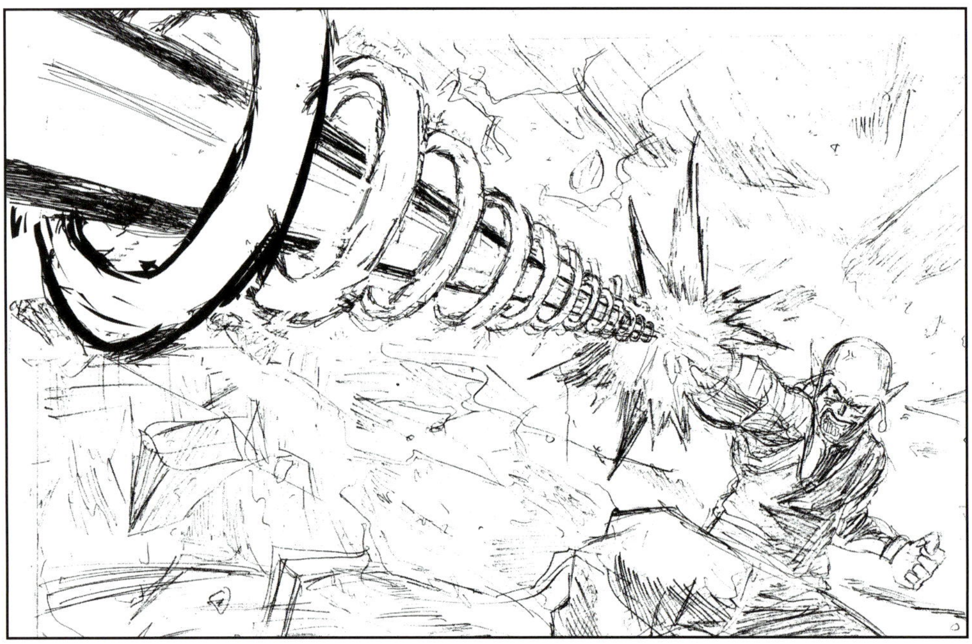

그림 2.6 두 개의 결합된 힘(하나는 시상면, 하나는 횡단면)의 복합 빔만이 위험한 적을 물리칠 수 있다! 예전에는 바를 구부리면서 밀거나 토크를 추가하여 펀치를 던지는 것이 권장되었으며, 그림에 나온 피콜로 대마왕의 복합적인 힘처럼 오늘날 우리가 운동에서 불완전한 토크라고 부르는 데 사용된다.

상부 섬유가 있기 때문에 고관절 외회전을 생성할 수 있다. 딥 스쿼트를 할 때 둔근은 제동 작용을 위해 필요하지만(딥 스쿼트에는 고관절 굴곡이 포함되며 둔근은 이 동작을 제동하는 역할을 담당한다), 외회전 작용을 통해 대퇴골(무릎)의 가장 먼 부분이 정중선 쪽으로 무너지지 않도록 해 준다. 따라서 여기에서는 이미 두 가지 매우 구체적인 신전(또는 굴곡 방지) 및 외회전 토크를 제시했다.

아이디어를 완성하고 이 설명서에서 배운 내용을 이 동작에 적용하여 다음과 같은 토크를 제시할 수 있다.

1. 대둔근은 하강 시작 시 신장성 수축 방식으로 시상면에서 신전근 또는 외측 축에 회전 효과를 발생시키는 힘을 수행하고 가장 깊은 위치에서는 등척성 수축을 유지한다(그림 2.8.a).
2. 동일한 둔근이 수직 축에 회전 효과를 발생시키는 힘을 수행하여 무릎이 내측으로 쓰러지는 것을 방지하기 위해 전체 스트로크 동안 횡단면에서 고관절의 외회전을 등척성으로 유발한다(그림 2.8.b). 평가를 시작할 때 사용하는 축은 신체에서 변하지 않지만 운동을 하는 동안 공간에서 해당 축의 상대적 위치에 대한 인식이 바뀔 수 있다는 점에 유의하는 것이 중요하다.

이 두 가지 결합된 힘은 복합 추력, 비틀림의 합이 있는 움직임 또는 궤적에 나선형 빔이 혼합된 직선 빔으로 정의되곤 했다(그림 2.4).

단 세 단락에 많은 어려운 단어와 이상한 그림이 있지만, 처음 45페이지에서 얻은 지식으로 우리는 실제로 동작을 분석할 수 있고 더 중요한 것은 이 스쿼트에서 무슨 일이 일어나는지 이해할 수 있다는 것을 알았다!

켈리 스타렛은 그의 저서 『비커밍 어 서플 레오파드』에서 이 개념을 두 가지 주요 토크에 대한 두 가지 법칙을 기반으로 매우 유용한 방식으로 통합한다. 상지와 하지가 굴곡 자세에서 안정성을 생성하는 몸 전체의 외회전 토크는 스쿼트, 풀업 자세 및 오버헤드 스쿼트를 예로 들 수 있다. 이러한 안정성은 마치 티셔츠 안에서 손을 비틀면 티셔츠 안을 감싸는 천이 손을 고정하고 안정적으로 잡아 주는 것처럼 만들어진다.

내회전 토크는 상지와 하지가 신전 상태일 때 안정성을 생성하며, 점프 전 스플릿 저크(엉덩이를 펴고 하지를 뒤로 젖히는 동작)와 어깨 확장 동작을 그 예시로 볼 수 있다. 이 내회전 토크는 팔을 뒤로 휘두르며 점프를 준비할 때와 같이 극히 일부 동작에서 안정성을 제공하는 역할을 한다.

이 개념을 통해 우리는 안정화에서 외부 토크가 내부 토크보다 더 자주 발생함을 알 수 있다. 최근 몇 년 동안 외회전이 전신을 안정화하는 요인으로 유명했었던 이유가 이러한 요인 때문이다. 하지만 이는 혼란스러운 일반화이다. 이 외에도 일반적으로 우리가 운동을 할 때 내회전 토크가 외회전 토크보다 더 불안정하므로 나사를 조이고 푸는 동작과 같은 외회전 토크를 이용한다. 나사를 조이는 것은 (오른손잡이의 경우) 편안하고 강하며 안전한 동작이고 나사를 푸는 것은 더 불편하고 불안정한 동작이므로 지구는 오른손잡이 사람들을 위해 만들어진 것

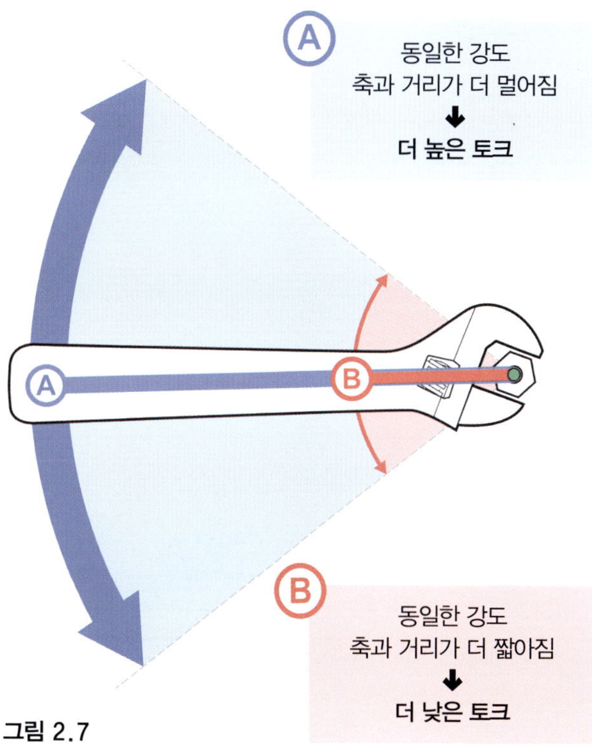

그림 2.7

처럼 보인다! 위의 모든 이유로 인해 '토크'라는 용어는 대부분의 운동에서 어깨, 팔뚝, 엉덩이의 외회전에만 적용되는 것처럼 보였다. 이로 인해 탄성 밴드와 기발한 메커니즘으로 이러한 외부 토크를 활성화하려는 소셜 미디어 게시물이 끊임없이 쏟아져 나왔다.

그 결과 '토크'라는 용어가 혼동되어 외회전과 연관되어 왔지만, 사실 토크는 굴곡, 신전, 외전, 내전, 심지어 내회전과 같은 모든 유형의 움직임의 원인이다. 회전 효과는 외회전이든 인간의 다른 움직임이든 항상 관절의 움직임을 유발한다는 점을 기억해야 한다. 토크는 힘의 척도이며, 높은 수준에서는 힘이 신체 부위에 얼마나 많은 영향을 미치는지 알아내기 위해 이를 계산해야 한다. 예를 들어 몸통이 더 기울어진 스쿼트는 몸통을 똑바로 세웠을 때보다 엉덩이의 상대적 토크 값이 더 커지는 등, 동일한 운동이 다른 관절에 미치는 차이를 이해하는 데 도움이 된다.

이렇게 하면 운동 패턴 내에서 운동을 분류할 때 정확도를 높일 수 있다. 관절의 토크를 계산하려면 모멘트암의 거리와 작용하는 힘을 알아야 한다. 모멘트암이 클수록 해당 관절에 더 많은 토크가 생성되며, 이 주제는 이 시리즈의 두 번째 책에서 다시 살펴보고 발전시킬 것이다.

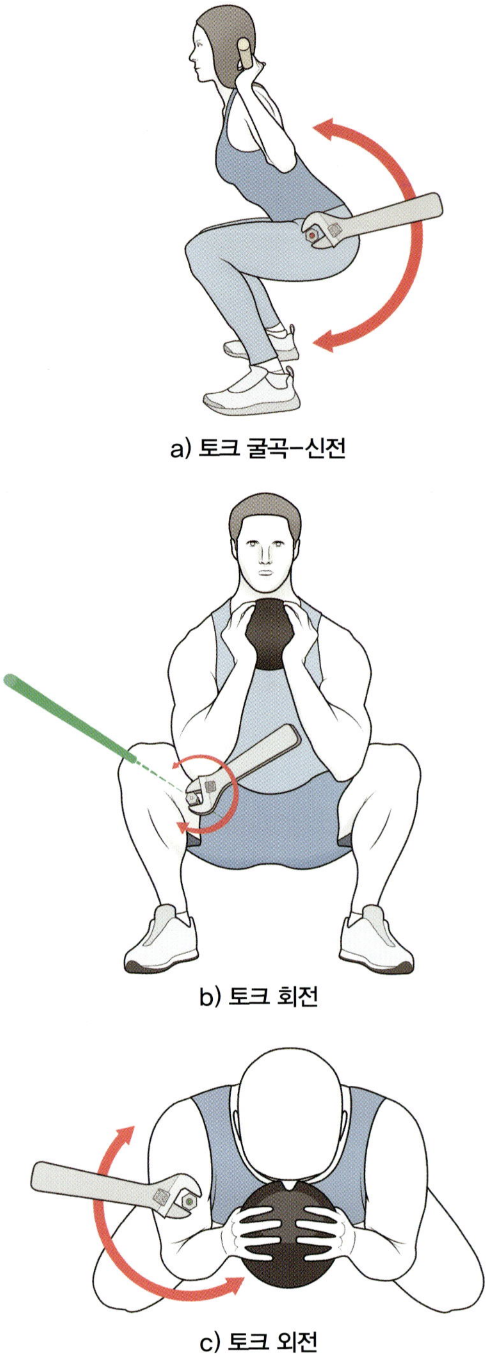
a) 토크 굴곡-신전

b) 토크 회전

c) 토크 외전

그림 2.8 스쿼트 시 고관절에서 발생하는 세 가지 토크

움직임 패턴

운동 패턴은 유사하면서도 다른 운동 그룹이 있다는 것을 이해하여 신체 부위에 과부하가 걸리지 않고 효과적으로 운동량을 조절할 수 있도록 운동 또는 운동 그룹을 그룹화하고 단순화하기 위한 분류법이다. 움직임을 유발하기 위해 하나 이상의 구조를 포함함으로써 패턴은 근육이 아닌 뇌가 움직임을 이해한다는 개념을 기반으로 한다. 움직임 패턴에 대해 많은 말과 논의가 있었지만, 아직까지 그 정의와 분류에 대한 합의가 이루어지지 않았기 때문에 나는 저자나 이론 및 개념들에 따라서 다른 시야를 통해서 바라보는 것을 선호한다. 움직임 패턴은 다음과 같이 정의할 수 있다.

- **관절 범위**(더 크거나 작은 각도)
- **근육 활동**(가장 많은 자극을 받는 그룹)
- **상대적 부하**(무게의 위치)
- **움직임을 생성하기 위해 다른 관절에 비해 가장 많은 작업을 수행하는 관절**

개인적으로 어떤 방식이 다른 방식에 반대하더라도 모든 방식이 여전히 분류하고 단순화하는 데 도움이 된다고 생각한다. 내가 여기서 제시하는 분류는 매우 기본적이고 일반 대중이 이해할 수 있으며 지금까지 알려진 대부분의 연습을 분류하는 데 도움이 되었지만, 의견과 연구에 열려 있으며 향후 다시 포함될 수 있다. 이제 6가지 운동 패턴을 설명한다.

다른 저자가 8가지, 10가지 또는 하나의 동작 패턴을 분류했다고 해서 나와 다른 그가 틀렸다는 것을 의미하는 것이 아니라 이러한 범주를 이해하고 표현하는 방식이 다를 뿐이라는 점을 다시 한 번 강조한다. 예를 들어 브렛 콘트레라스는 자신의 저서 『Glute Lab』에서 둔근, 대퇴사두근, 햄스트링 우세로 구분하여 자신의 운동을 더 잘 이해할 수 있도록 했다. 댄 존은 패턴을 단순화하고 이동을 가장 중요한 요소 중 하나로 삼는 것을 선호한다.

이러한 분류는 내가 보기에 하나의 이해 방법이라기보다는 전달하고자 하는 내용과 관련하여 실용

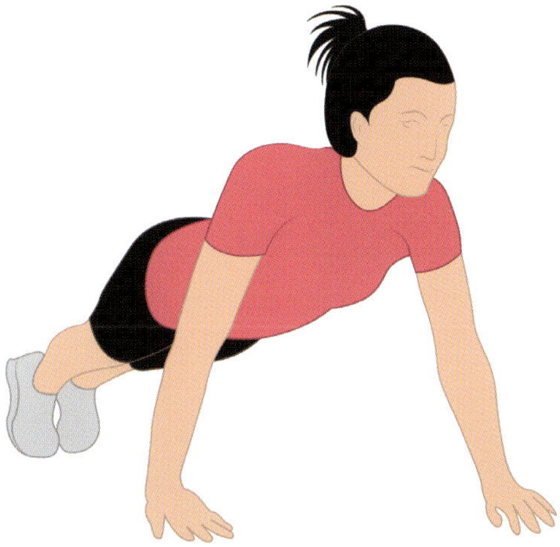

그림 2.9 밀기: 푸시업

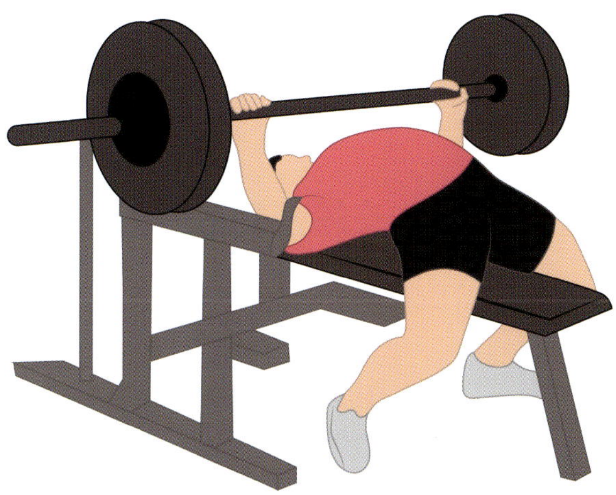

그림 2.10 밀기: 벤치 프레스

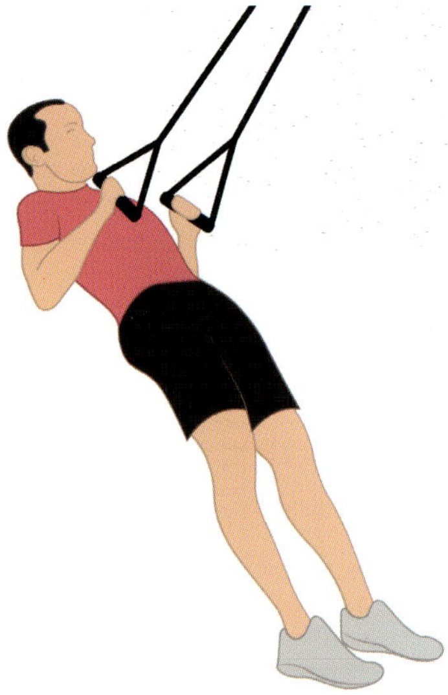

그림 2.11 당기기: 수평 당기기

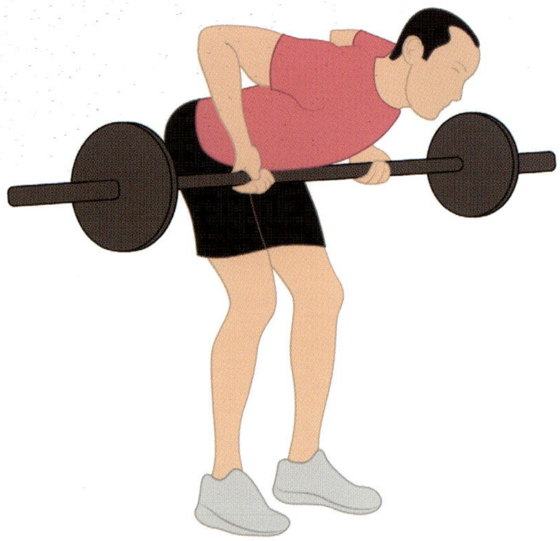

그림 2.12 당기기: 바벨 로우

적인 목적을 가지고 있다. 이 연구에서 설명하는 6가지 동작 패턴은 상지 밀기, 상지 당기기(견인이라는 다른 이름), 고관절 우세, 무릎 우세, 회전 패턴, 코어 운동 및 캐리이다. 고관절 우위는 하체의 추진력, 무릎의 우위는 하체의 추력이라고 부르는 것이 더 적절할 수 있다.

밀기

수직 및 수평 방향의 상지: 주로 팔꿈치 신전으로 대표되며, 수직 상향 추진의 경우 어깨 굴곡이 추가되며, 수직 상향 추진의 경우 어깨 굴곡이 추가되고, 수직 하향 추진의 경우 어깨 신전이 추가된다. 여기에 우리가 찾을 수 있는 다양한 응용 동작을 추가할 수 있다.

이 패턴의 예로 프레스, 팔굽혀펴기, 플랫 벤치, 썰매, 터키식 겟업이 있다.

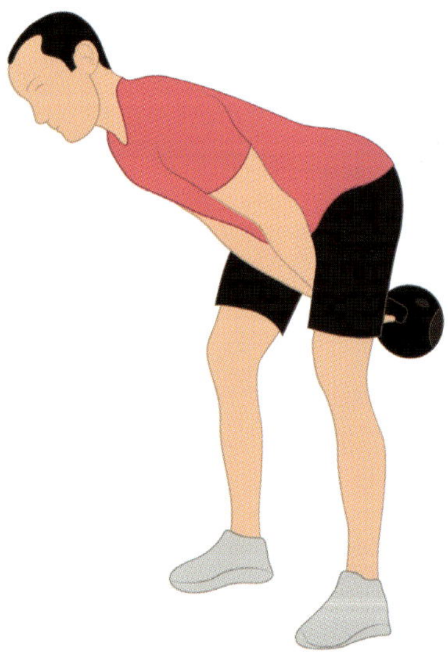

그림 2.13 고관절: 스윙

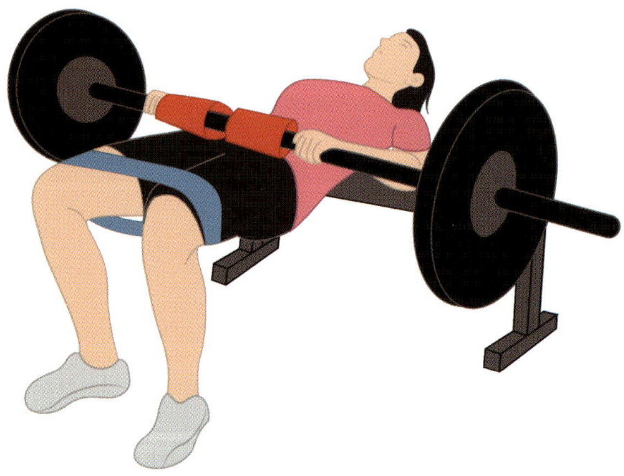

그림 2.14 고관절: 힙 쓰러스트

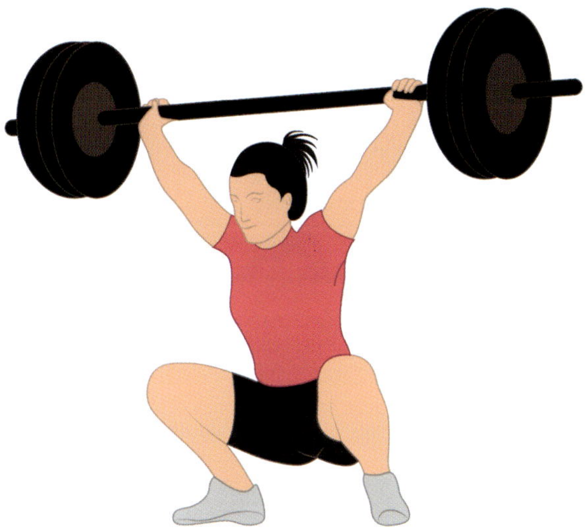

그림 2.15 무릎: 스쿼트

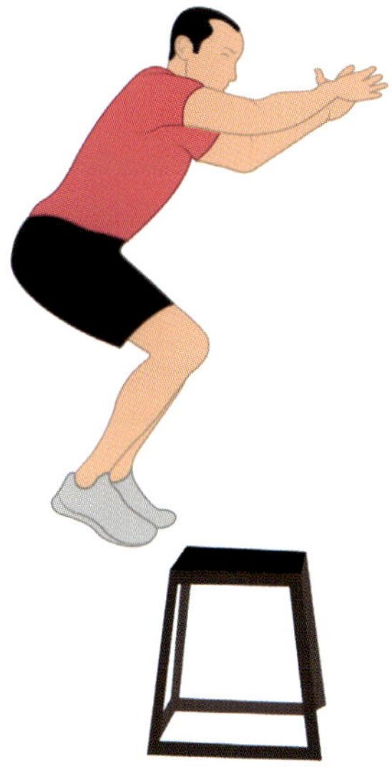

그림 2.16 무릎: 점프

당기기

상지: 수직 축과 수평 축 및 그 변형에 맞춰 위에서 아래로 당기는 동작(팔꿈치를 구부리되 풀업처럼 어깨를 펴는 동작)과 아래에서 위로 당기는 동작(팔꿈치를 구부리되 수평 조정처럼 어깨를 펴는 동작) 모두 가능하다. 이 패턴의 예로는 로우, 풀업, 수평 풀업, 컬, 행잉 캐리 등이 있다.

무릎 우세

하지 추력이라고도 한다. 주로 무릎이 몸의 중심에서 멀어지는 경향을 보이는 패턴으로 무릎을 펼 때 발생할 수 있다. 이 패턴의 예로는 스쿼트, 런지, 피스톨, 스케이터, 스쿼트, 점프 및 리프트 등이 있다.

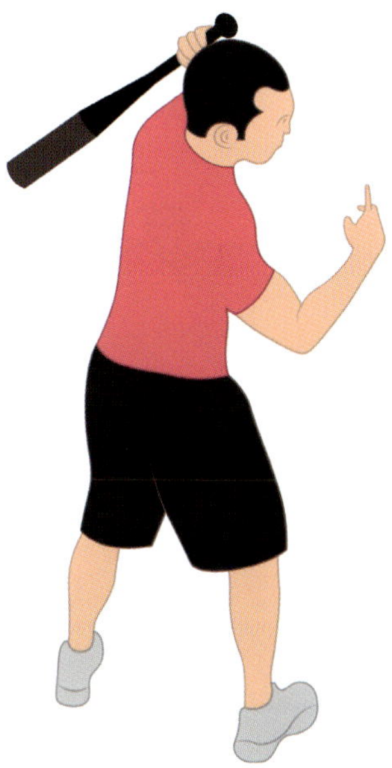

그림 2.17 회전: 클럽벨

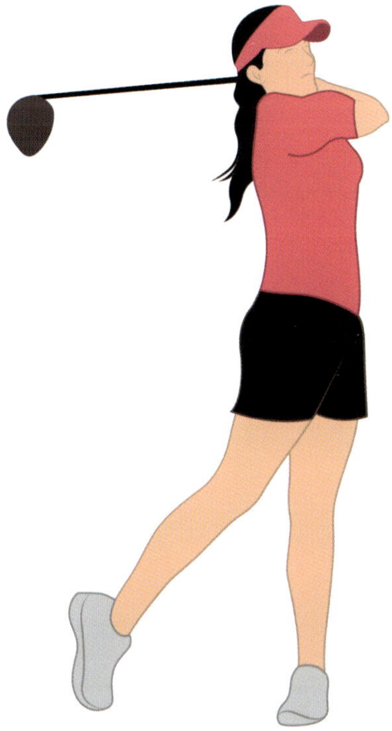

그림 2.18 회전: 골프

고관절 우세

하지 견인력이라고도 한다. 하지의 견인 또는 하중이 몸의 중심을 향해 접근하거나 고관절을 주요 동작 지점으로 삼아 하중이 이동하는 것으로 해석할 수 있는 고관절 우세이다. 이 패턴의 예로는 데드리프트, 스윙 및 힙 쓰러스트 등이 있다.

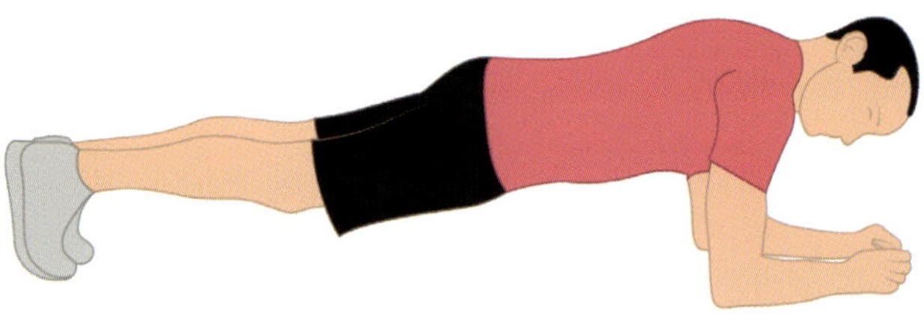

그림 2.19 코어: 플랭크

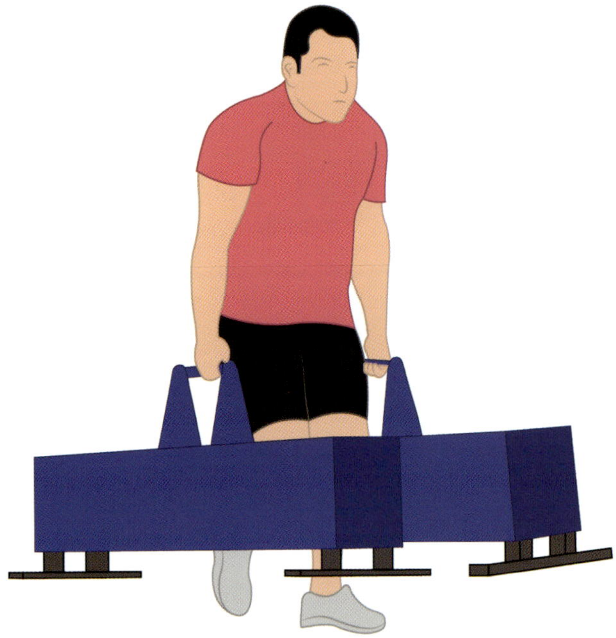

그림 2.20 보행 및 코어: 파머스 워크

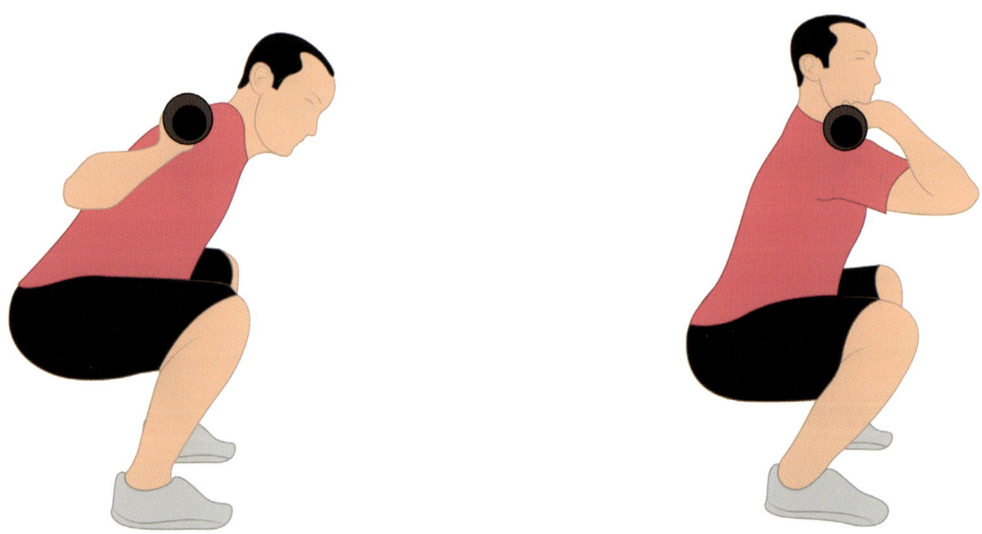

그림 2.21 왼쪽 그림의 스쿼트는 오른쪽 스쿼트보다 고관절이 더 우세한 것으로 분류할 수 있다. 왼쪽 스쿼트를 고관절 우세 스쿼트 또는 하이브리드 패턴으로 해석하는 등 각도를 측정할지, 상대적인 하중이나 토크 또는 주요 근육 활동을 측정할지에 대한 합의가 이루어지지 않은 상태이다.

회전 패턴

주로 엉덩이, 어깨, 팔에 나타나며 또한 흉추 부위에서도 나타난다. 이 패턴의 예로는 던지기, 펀칭, 던지는 스포츠 동작이 있다.

코어 및 보행

움직임에 대한 저항 또는 운동량이 다른 평면과 걸음걸이에서 동적으로 작용하는 것으로 이해된다. 이 패턴의 예는 플랭크, 파머스 워킹, 펠로프, 터키식 겟업 등이다.

앞서 살펴본 것처럼 움직임 패턴을 공유하는 운동이 있다.

예를 들어 푸시 프레스는 상지 푸시 요소와 하지 무릎 우세 요소를 모두 가지고 있다. 많은 상지 푸시 운동은 하지 푸시(무릎 우세)와 일치한다. 또한 많은 상지 당기기 운동은 하지 당기기(고관절 우세)와 일치한다. 한 팔 푸시 프레스(한쪽에만 체중을 싣는 것)를 할 때에도 이러한 유형의 시나리오에서 원치 않는 구부러짐을 방지하기 위해 코어 운동이 포함된다.

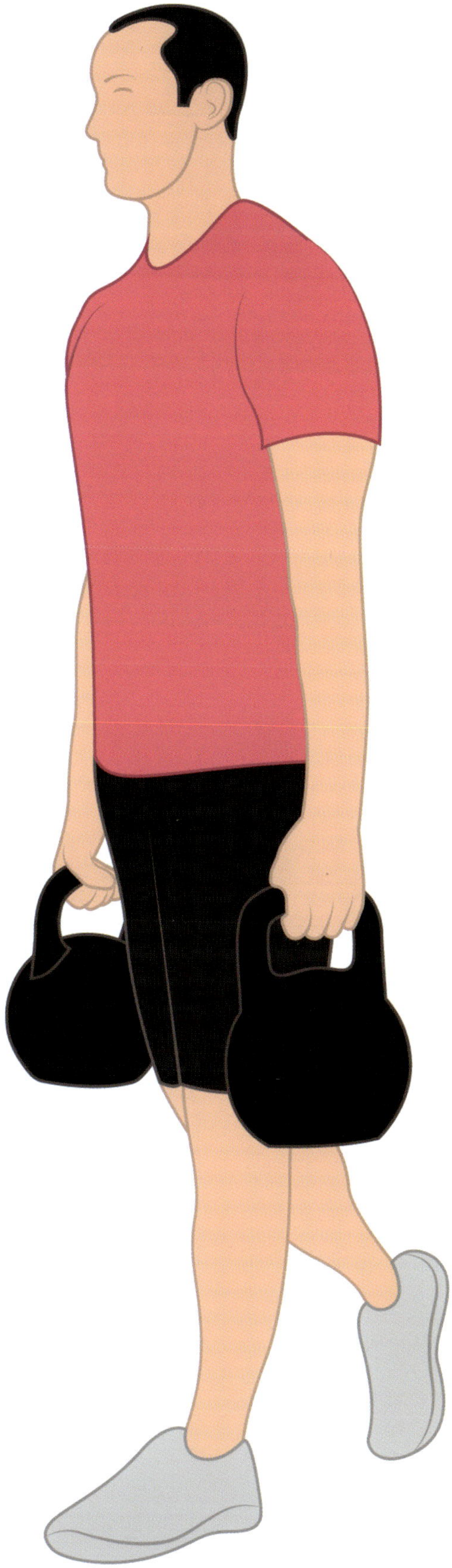

그림 2.22 운송 및 코어: 파머스 워크

3.

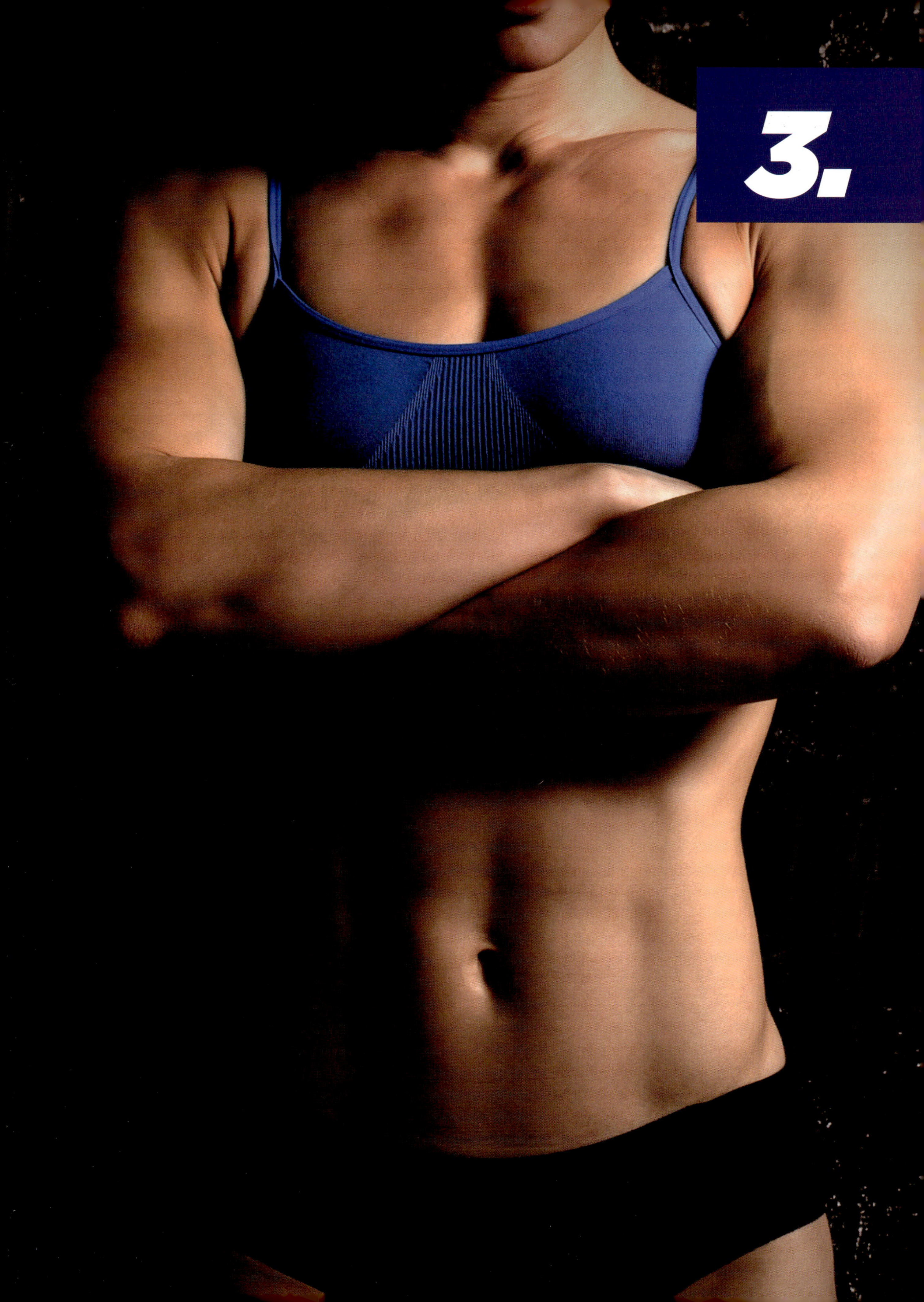

몸통

기본 정의와 운동(실기)

이 장에서 우리는 각각의 운동에서 오직 몸통의 구조에 초점을 맞춘다. 근육과 팔다리 구조에 대해 언급하지 않을 것을 미리 안내한다.

몸통은 이 챕터에서 다룰 신체의 첫 번째 특정 부위이다. 우리는 몸통을 다양한 관점에서 정의한다.

- 몸통은 위에서 아래로 3가지 영역으로 구성되어 있다. 흉부, 복부, 골반.
- 구조적으로 상지와 하지를 연결해 주고 이들 사이의 힘을 전달해 준다. 또한, 동작을 위한 고정 장치 역할을 한다.
- 주요 장기를 포함하고 있다.
- 탄력적이고 단단한 구조로 구성되어 있다. 이러한 구조는 몸의 중앙에 위치하며 코어라고 한다.

몸통의 골격은 다음으로 구성된다.

- 척추
- 흉부
- 골반: 천골, 미골, 장골

해부학적인 관점에서 이는 장기와 축 골격을 포함하고, 몇 개의 기능적인 요소로 나뉘어져 있다. 트레이닝의 관점에서 원위부를 안정적인 근위부에 연결시켜 원하지 않는 보상 작용이 발생하지 않도록 한다. 힘의 관점에서는 몸통은 큰 내부 압력의 생성을 가능하게 하여 긴장을 증가시키고, 하체와 상체 사이에서 발생한 힘을 전달한다. 이 장에서 우리는 운동을 다룰 것이다. 기존의 모든 운동을 포함하는 건 취지에 맞지 않기에 가장 대표적인 운동을 다루겠다.

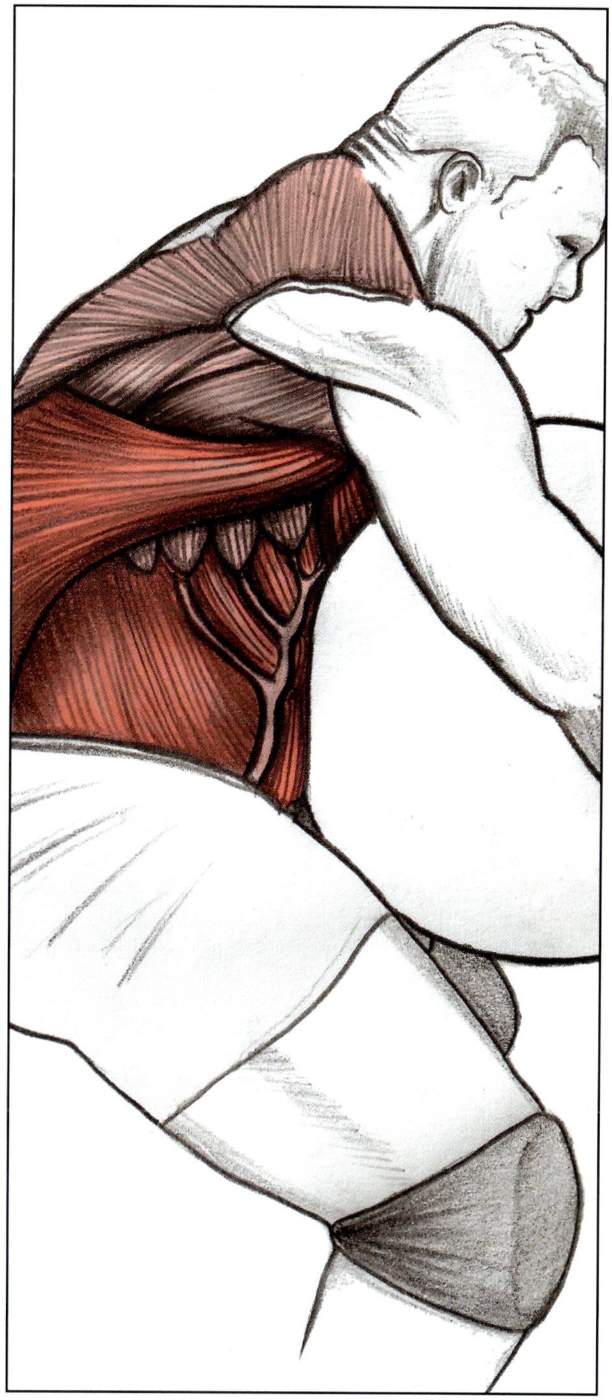

알아야 할 기본 내용

몸통 골격은 인체의 축을 이루어 중심을 형성하며 내부는 비어 있다. 사지는 몸통에 고정되며, 사지의 움직임은 몸통을 통해 전달된다. 아래의 용어는 정확한 정의와 전달을 위해 반드시 알아야 할 매우 기본적인 용어이다.

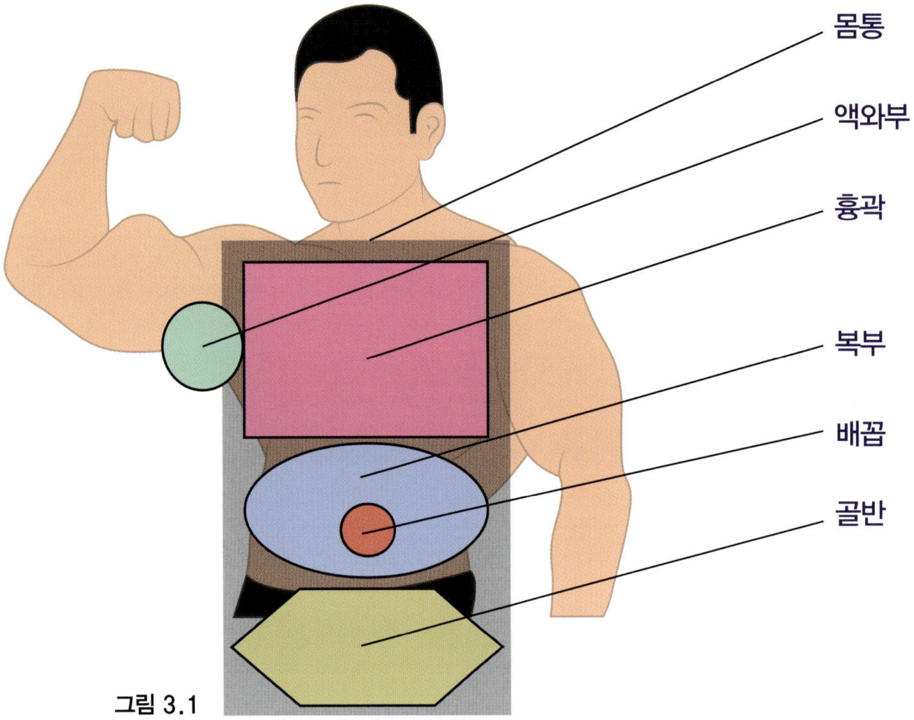

그림 3.1

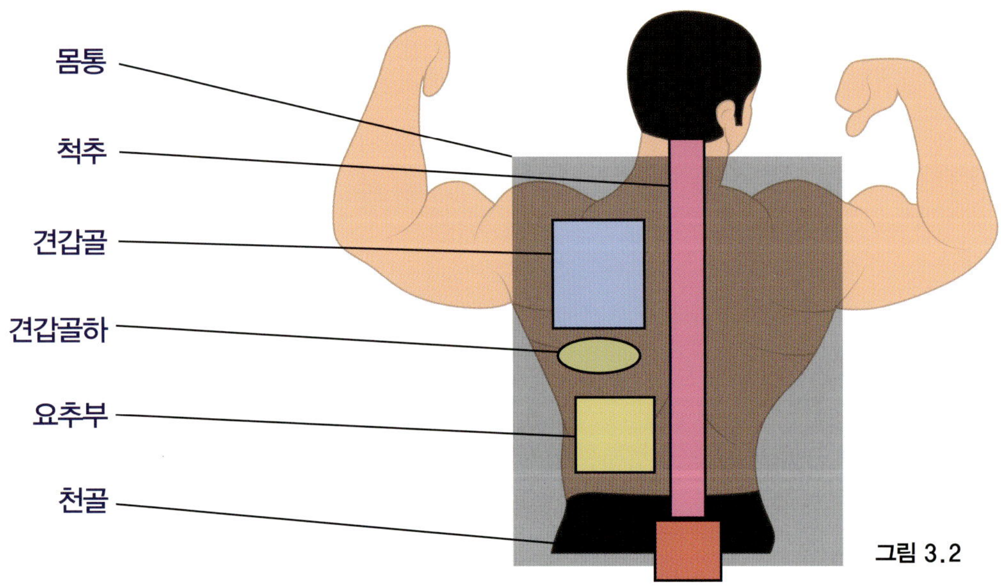

그림 3.2

척추

우리는 척추를 뼈의 수에 따라 다음과 같이 분류할 수 있다.

7	경추
12	흉추
5	요추
5	천추
3~5	미추골

천골과 미골은 마치 하나의 뼈처럼 보이지만 각자 1개의 뼈로 나뉘어져 있다. 척추에서의 변화는 척추 분절의 곡선 변화를 동반하고, 여기에는 전이 영역이라고 부르는 부분이 포함된다. 비록 모든 척추 뼈는 각자의 부위에서 일반적인 특징을 가지지만, 척추 뼈 전체는 서로 상호작용하는 특성을 지닌다.

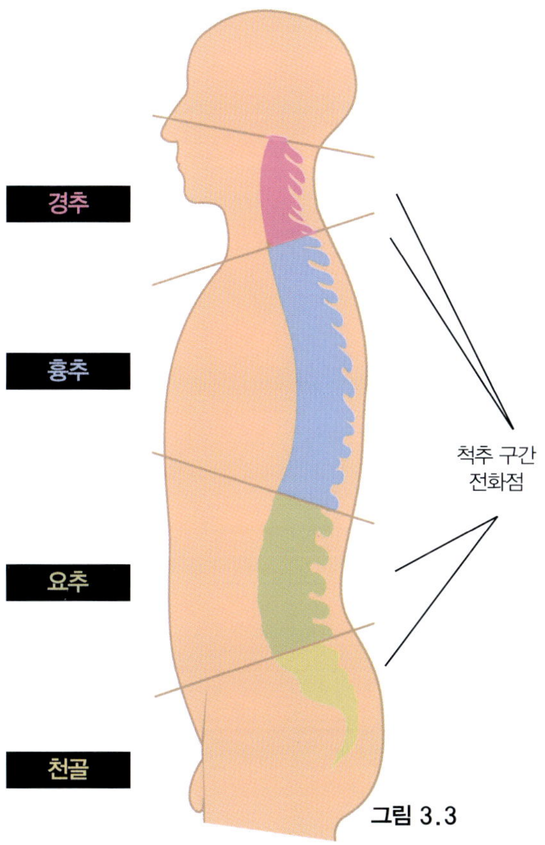

그림 3.3

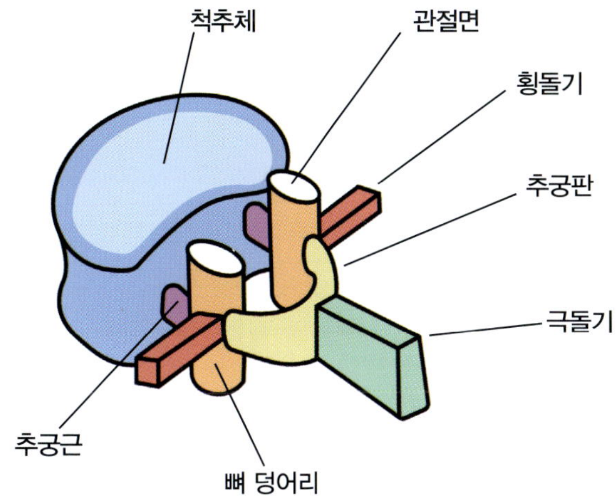

그림 3.4 척추

척추에 대한 더욱 자세한 분석에서 척추 뼈 각각에 초점을 두고 살펴볼 것이다. 각 척추뼈는 다른 모양을 가지고 있지만, 다음과 같은 특징을 모두 가지고 있고 이에 대한 전통적인 설명뿐 아니라 더욱 이해하기 쉬운 현대적인 설명을 함께 한다.

- **척추체**: 척추 앞 쪽에 위치한 도드라지는 반지름 형태의 공간
- **추궁근**: 척추궁의 앞쪽 공간. 척추체와 뼈 덩어리 사이에 위치
- **추궁판**: 척추궁의 후방
- **극돌기**: 근육과 인대의 기시점
- **갈비뼈**: 등 쪽 척추뼈 접합
- **척수공**: 척추의 고리뿌리의 홈에 의해 형성된 구멍.
- **추공**Agujero vertebral: 척추체, 고리뿌리, 추궁판에 의해 제한
- **횡돌기**: 근육과 인대의 접합부를 제공하는 측면으로 튀어나온 뼈
- **관절돌기**: 척추의 위쪽과 아래쪽이 맞닿아 있는 뼈의 관절면

척추 곡선

척추 분절은 곡선의 변화로 구분된다. 즉, 볼록한 곡선이 오목한 곡선이 되거나 그 반대의 경우로 구분된다. 이를 위해서 우리는 책의 1장에 나와 있는 볼록-오목 법칙을 확실히 이해해야 한다. 척추의 곡선은 가장 두드러지는 특성 중 한 가지이며, 충격 흡수 장치와 유사하게 오목에서 볼록으로 배열된 일련의 곡선의 형태를 관찰할 수 있다. 척추의 주요 기능은 스프링처럼 충격을 흡수하는 것이다. 그러므로 척추의 곡선이 적으면 적을수록, 이러한 기능을 수행하기 어렵다. 이러한 곡선들이 부족하거나 과하거나 혹은 역방향으로 변형되면, 부하가 걸려 있는 상황이나 운동 중에 나타날 수 있는 기능장애를 의미한다.

- **척추전만증**: 척추의 전만 증가
- **척추후만증**: 척추의 후만 증가

다른 관점에서 모든 분절들의 곡선에 대해 설명하고, 전반적인 이해를 도모할 것이다.

- **경추 곡선**: 경추 전만, 후방으로 오목한 형태
- **흉추 곡선**: 흉추 후만, 후방으로 볼록한 상태
- **요추 곡선**: 요추 전만, 후방으로 오목한 형태
- **천골 곡선**: 후방으로 볼록한 형태

척추후만이나 척추전만이 정상이라면 곡선의 예상 정상 범위와 일치함을 의미한다. 척추 후만이나 전만의 병리적 상태는 곡선의 정상 범위를 벗어나거나 병리학적인 과정이라는 것을 뜻한다.

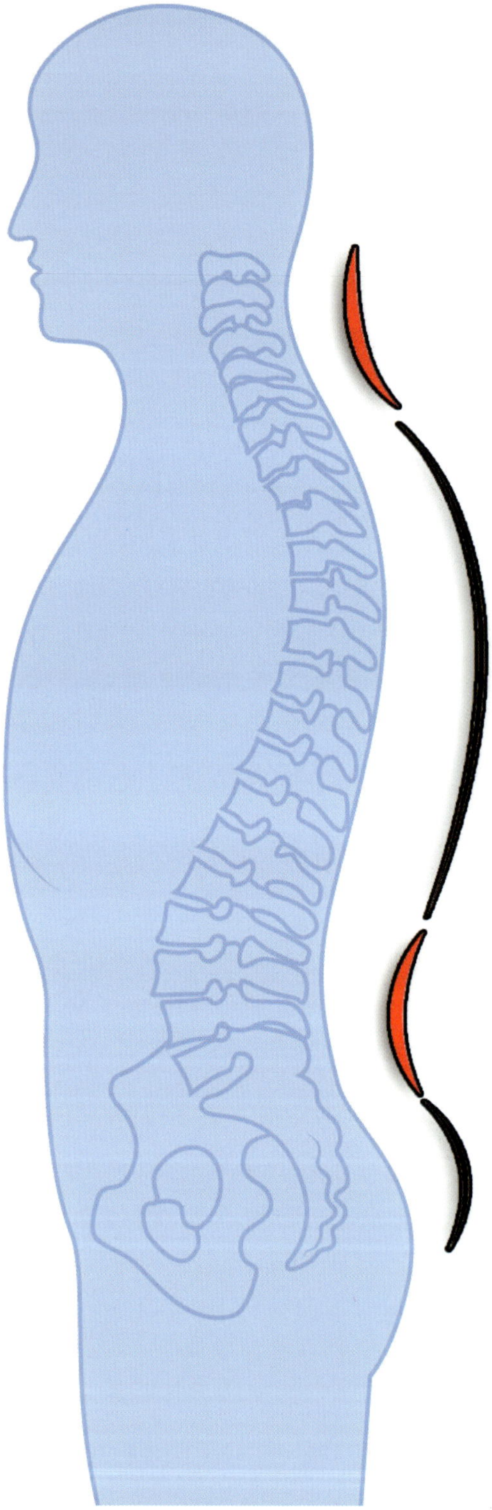

그림 3.5 척추의 굴곡

코어

코어는 흉부, 복부, 골반을 하나의 단단한 구조로 묶어 주는 근육들로 구조와 압력의 집합체이다. 이 강력한 기능적 단위는 사지의 구조가 영향을 받거나, 동작의 보상 작용 없이 사지를 사용하여 움직임을 가능하게 한다. 이것은 코어에 관한 한 가지 정의이며, 다른 다양한 정의를 통해서 핵심 개념을 이해하는 데 도움이 될 수 있다.

- 척추나 골반의 보상 작용 없이 사지의 움직임을 만들어낼 수 있는 능력이다.
- 몸통의 강직성을 증가시킬 수 있는 압력과 긴장의 결합이다.
- 코어는 상하지에서 발생한 힘을 전달해 준다.
- 코어에서 발생한 근위부 안정성은 원위부로 방출된다.
- 코어는 발생한 에너지를 유지한다.
- 코어는 해로울 수 있는 과도한 움직임을 방지한다.

"코어 트레이닝은 움직임을 만들어내는 것이 아니라 예방하는 것이다"(Michael Boyle).

코어는 근육층 및 부위의 기능과 관련된 다양한 범주가 있지만, 여기서는 기본적이고 이해하기 쉬운 해부학적 및 기능적 측면으로 제한한다. 코어는 단순한 근육 그룹이 아니며, 심지어 근육도 아니다. 앞에서 인용한 텐세그리티Tensegrity와 같이, 변화하는 스트레스 환경 안에서 코어를 유지할 수 있는 강성 및 유연성 요소이다. 또한, 앞서 언급한 몸통의 압력을 증가시키는 요소도 중요하다(몸통과 내부 내용물의 압력이 증가함에 따라서 몸통의 강직성과 코어 안전성이 증가한다). 그러므로 코어를 복부 주변 근육이라고만 생각하는 것은 부정확하고 잘못된 정의이다. 또

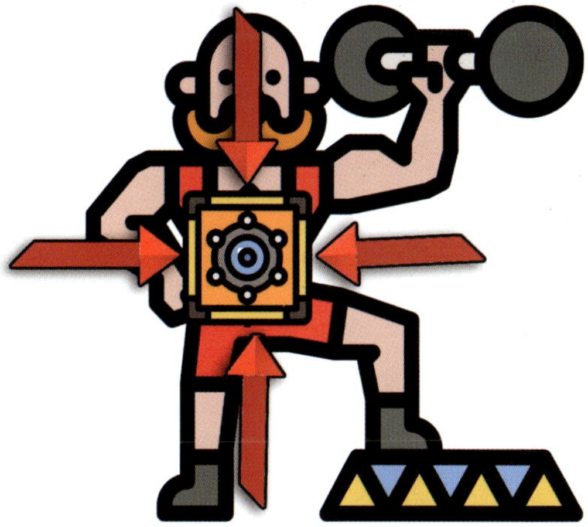

그림 3.6 코어 안정성

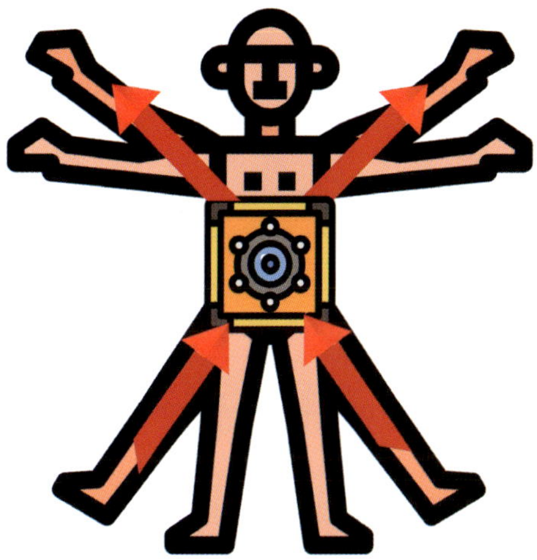

그림 3.7 힘의 전달

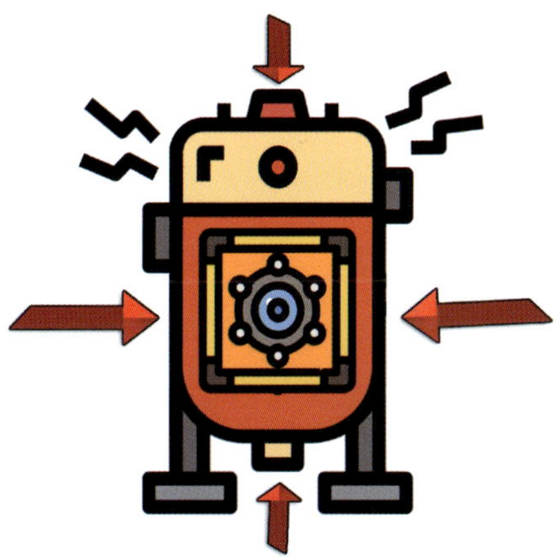

그림 3.8 공기 압력

한, 코어는 체내 공기의 유출을 방지하고 흉강 내 기압을 높이는 성문을 포함한다.

꼬리뼈 주변의 압력을 생성하는 골반 기저근, 체내 압력을 만들어내는 횡격막, 그 외 복부 및 근막 조직 등은 코어를 설명할 때 간과된다. 따라서 이를 포괄적으로 설명하고자 '중간 영역middle zone'이라는 용어를 자주 사용한다. 이는 매우 실용적인 표현이지만, 몸통과 하지의 연결체인 엉덩이 근육을 간과하였기 때문에 완벽한 표현은 아니다.

또한, 프리웨이트 운동을 할 때, 코어는 첫 번째로 고려되어야 한다. 왜냐하면 프리웨이트 운동은 머신이나 케이블에 매달려 있지 않기 때문에 끊임없는 코어의 사용을 요구한다. 이러한 점에서 우리는 기계와 유사하다. 기계는 중앙부가 흔들리지 않아야 하고 작동해야 하며, 인체 또한 중심을 유지하면서 다른 보상 작용을 하지 않고 움직여야 한다. 초보자를 위한 코어 트레이닝의 주요 초점은 보상 작용 없이 척추 안정성을 유지하며 신체에 작용하는 부하를 견뎌내는 것이다.

적절한 코어 강화 없이 프리웨이트 운동을 하는 것은 이점보다 불이익이 클 수 있기 때문에 권장하지 않는다. 프리웨이트 운동을 할 때 코어가 작용하는 간단하고 이해할 만한 방식은 플랭크 운동을 서서하는 것으로 이해하는 것이다. 그러므로 우리는 몸통의 움직임이 발생하지 않는 플랭크로 각각의 운동을 이해하면 된다.

프리웨이트 운동을 시작하기 전에, 병적 사항과 근육의 불균형을 확인하고 개선해야 하며, 플랭크 동작을 준비운동으로 해줘야 한다. 그 후 다음 단계인 스탠딩 플랭크로 넘어갈 수 있으며, 이 상태에서 몸통은 움직이지 않는다.

처음으로 운동을 시작한다면 천천히 운동하는 것을 추천한다. 조급하지 않고 천천히 운동을 해야만 안정근이 충분히 활성화될 수 있고, 인체 구조들이 주어지는 부하에 적응할 수 있다. 이후 안정근이 충분히 훈련되면, 더 빠른 속도로 훈련할 수 있고 이는 맥박을 강화시킨다. 이러한 스포츠 퍼포먼스의 핵심은 지속적인 활동이 아니라 요구되는 상황에 맞는 속도, 정확성, 적용의 용이성에 있다.

1. 정적 코어: 플랭크
2. 동적인 정적 코어: 플랭크 응용 동작
3. 고정된 정적 코어: 천천히 하는 헤일로 운동
4. 다양한 운동면에서 정적 코어: 터키쉬 겟업
5. 동적 움직임에서 생성되는 코어: 빠르게 하는 헤일로 운동
6. 운송 상황 중에서 코어: 수트 케이스 캐리, 파머스 워크
7. 밀기 혹은 당기기 상황에서 코어: 썰매 밀기
8. 달리는 상황에서 코어: 달리기

수평 단면적(그림 3.9)에서는 몸통을 단단하게 고정시켜 주는 근육들을 확인해 볼 수 있다.

1. 횡돌극근
2. 최장근
3. 장늑근
4. 광배근
5. 요방형근
6. 요근
7. 복횡근
8. 내복사근
9. 외복사근
10. 복직근
11. 척추체

다음의 근육들과 협응한다.

- 횡격막, 골반기저근, 근막, 대둔근, 중둔근, 소둔근, TFL, 봉공근.
- 흉간 압력 및 복강내압.
- 성문 및 목 고정근.
- 모든 근육들은 사지가 움직일 때 척추에 움직임이 발생하지 않도록 해야 한다.

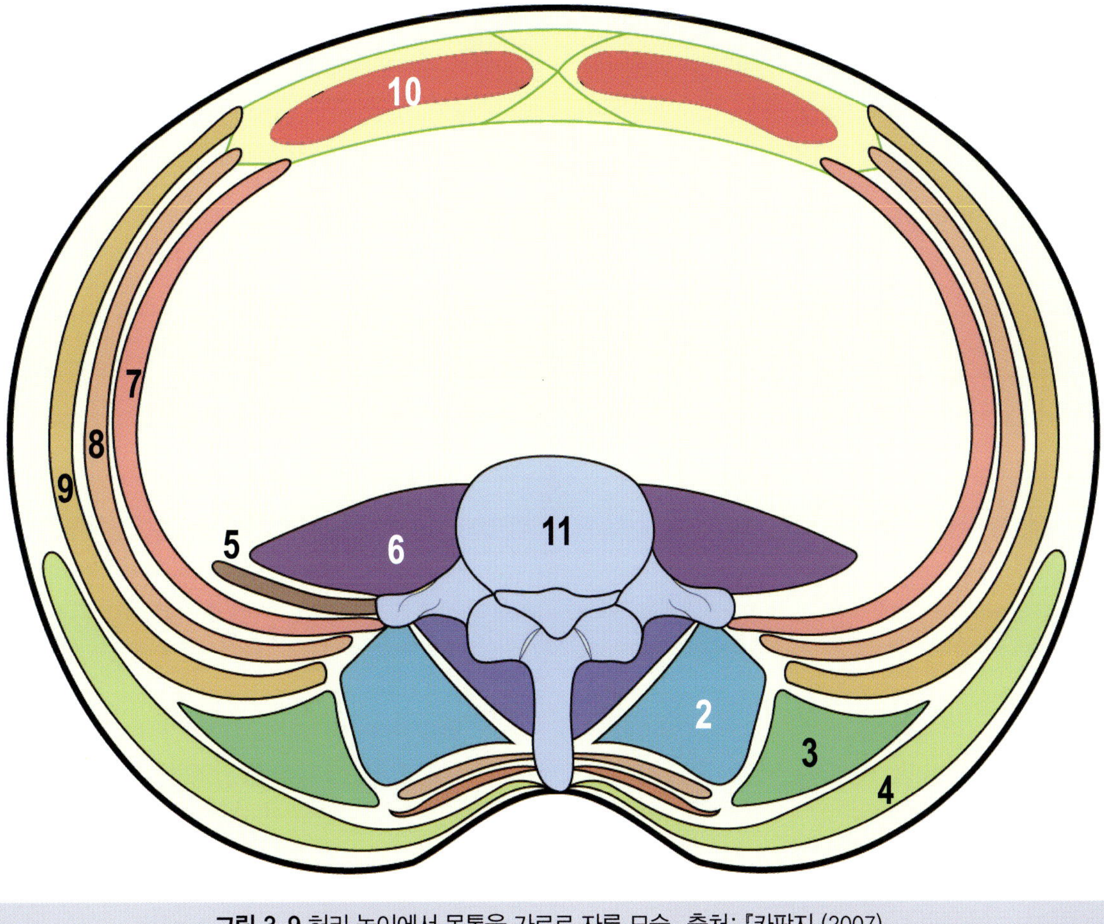

그림 3.9 허리 높이에서 몸통을 가로로 자른 모습. 출처: 『카판지』(2007)

수평면으로 인체 바로 보기

근육이 어떻게 작용하는지 자세히 알기 위해서는 해부학과 근육군에 대해서 알아야 한다. 복부 근육은 인체에서 매우 큰 부분을 차지하며, 몸통의 많은 관절들과 중첩되어 있다. 그렇기 때문에 정확한 인체의 한 지점을 수평면으로 나누어 바라보는 것이 오차를 줄이고 가장 정확히 근육에 대해 알아볼 수 있다. 몸통을 가로로 잘라 위에서 바라보면, 복부의 중앙에서 잘려진 몸통을 볼 수 있다. 또한, 잘려진 면의 중앙을 중심으로 전후와 좌우로 나눠 볼 수 있다. 이러한 경우, 나눠진 근육을 하나로 모으기 위해 근육을 사용할 수 있다.

근육의 사용은 서로 간의 경계를 허물 수 있는 좋은 방법이다. 가로선 뒤에 있는 근육은 신전근이다. 오른쪽과 왼쪽에 있는 인체의 모든 부분들이 기울기를 만든다. 오른쪽으로 편향되면 오른쪽으로 기울고, 왼쪽으로 편향되면 왼쪽으로 기울게 된다. 또한, 중앙에서 바깥쪽, 앞쪽에서 뒤쪽 혹은 각각에 대해 반대 방향으로 움직일 때 회전이 발생한다. 세실리아 사이나토Cecilia Sainato에게 배운 이 간단한 방법은 근육의 주요 작용을 이해하기에 매우 유용하다.

다음 장에서 근육의 구심성 수축과 움직임이 발생하지 않는 등척성 수축에 대해 알아볼 것이다.

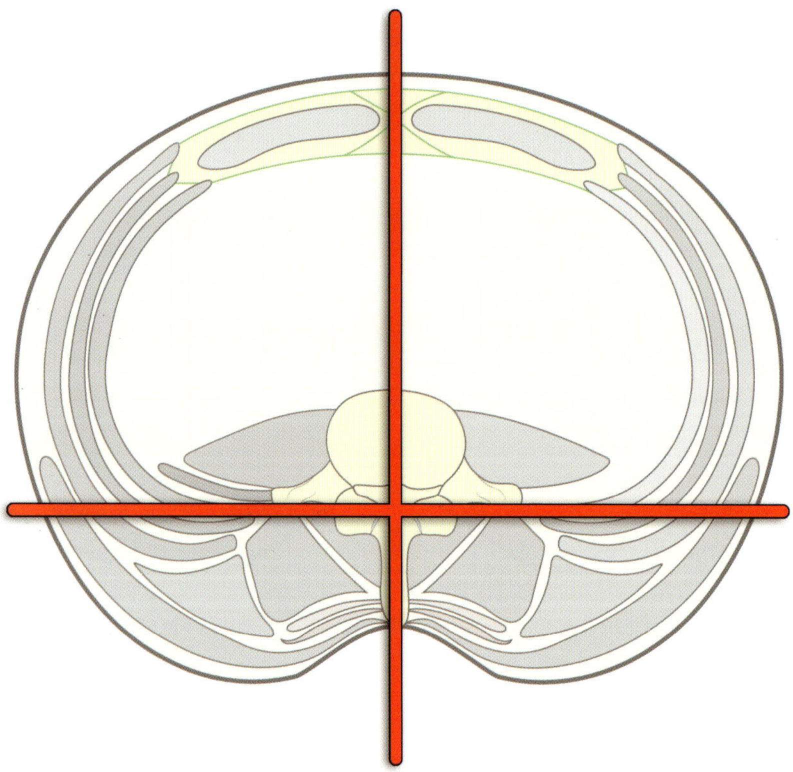

그림 3.10 상하좌우로 나뉜 몸통의 잘린 모습

가로선 앞에 있는 몸통 근육

- 복직근
- 내복사근
- 외복사근
- 요근

가로선 뒤에 있는 몸통 근육

- 장늑근
- 가로가시근
- 최장근
- 광배근

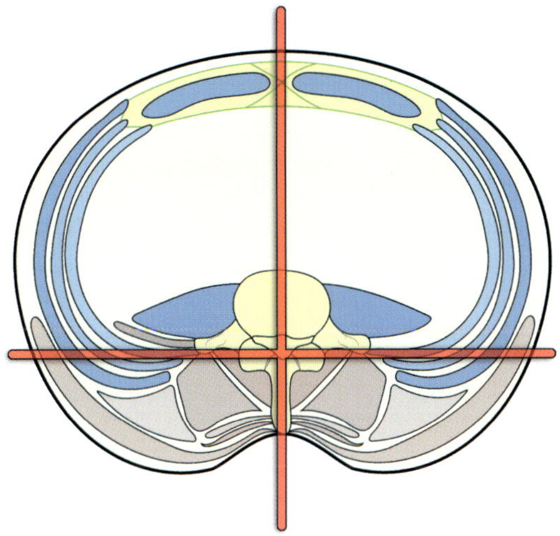

그림 3.11 복부의 굽힘근

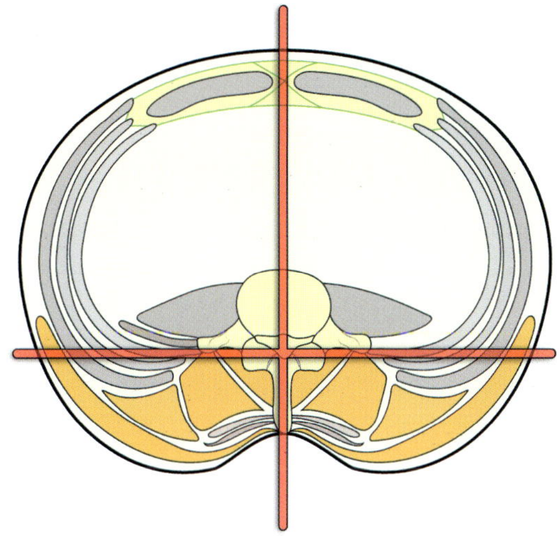

그림 3.12 등 쪽의 신전근

동측 근육

- 내복사근
- 외복사근
- 요방형근
- 광배근
- 장늑근
- 요근

회전 근육

- 내복사근(동측)
- 외복사근(편측)
- 횡돌극근(편측)
- 요근(편측)

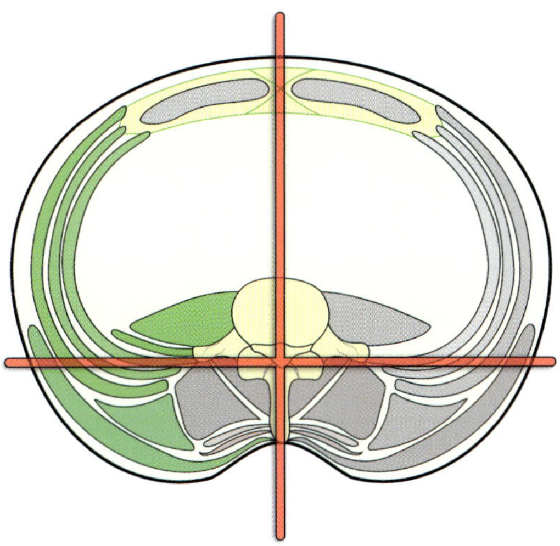

그림 3.13 측면의 측면 굽힘근

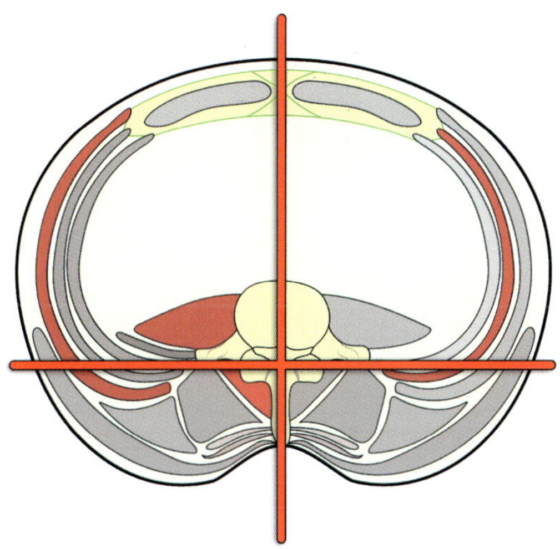

그림 3.14 교차 배열된 회전근

이제 이러한 근육이 어떻게 움직임에 저항을 주는지 자세히 살펴보겠다.

우리는 흔히 이것을 '반움직임anti-movement'이라고 부르며, 실제로 움직임이 발생하는 반대 방향으로 저항한다. 주요한 반굽힘anti-flexor 근육군은 허리 뒤쪽에 위치한 신전 근육군이다. 이러한 신전 근육에는 광배근, 장늑근, 횡돌극근 등이 있다. 주요한 반신전anti-extensor 근육군은 몸 앞쪽에 위치한 굽힘 근육군이다. 이러한 굽힘 근육에는 복직근과 복사근 등이 있다. 주요한 반가측굴곡anti-lateral flexion 근육군은 인체가 기우는 방향의 반대쪽에 위치하고 있다. 이러한 근육에는 요방형근, 요근, 복사근 등이 있다. 주요한 반회전anti-rotation 근육은 인체가 회전하는 쪽의 반대편에 위치하고 있다. 반회전하는 근육은 사선 움직임이 덜하며, 이러한 반대작용으로 인해 회전 움직임이 발생한다. 반회전 근육에는 복사근, 요근, 장늑근 등이 있다.

- **전두면**Frontal plane: 몸통의 기울임을 피한다.
- **시상면**Sagittal plane: 몸통의 굴곡과 신전을 피한다.
- **수평면**Transverse plane: 몸통의 회전을 피한다.

예를 들어 두 개의 막대기를 준비하여 측정하는 방법이 있다. 막대 하나는 어깨 앞에 두고, 다른 막대는 골반 앞에 위치시킨다(그림 3.15). 전두면은 이 두 개의 막대기가 평행인 상태를 잃지 않게 해 준다. 이것은 움직임에 등척성으로 저항하는 주요한 근육들의 일반적인 정의이다. 거의 모든 근육군에서 활동 강도가 높거나 낮게 감지된다는 점을 기억해야 한다. 예를 들면, 파머스 워크에서 인체는 모든 운동면에 대해 저항하고 대부분의 근육들은 활성화된다. 이러한 운동들은 코어 운동으로 디자인됐다. 고려해야 하는 길항근의 작용은 안정화이다. 길항근은 주동근에서 발생하는 과도한 긴장을 안정화시키는 역할을 한다.

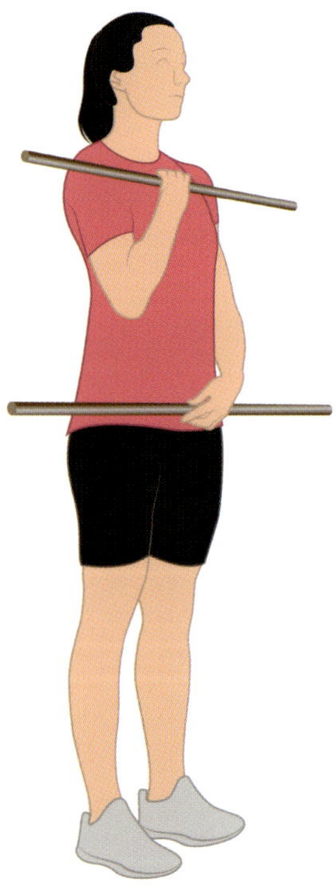

그림 3.15 전두면 측정 방법

"코어는 움직임을 시작하기 보다는 보호한다."

운동 순서

댄 존Dan John에 의해 체계화된 운동 순서에서 목적에 맞는 운동 강도의 상향Progression과 하향Regression에 대해 이해할 수 있다. 기본적인 내용은 다음과 같다.

- **평가와 검사**
- **운동할 부위의 준비**
- **움직임 패턴의 발달**
- **구조적 근력**
- **대칭성**
- **유동성**

여기서 소개하는 운동 순서가 필수는 아니지만, 기초 근력과 적절한 기본 운동 패턴 없이 동적 운동을 시작하는 건 부적합하다는 걸 알게 해 준다.

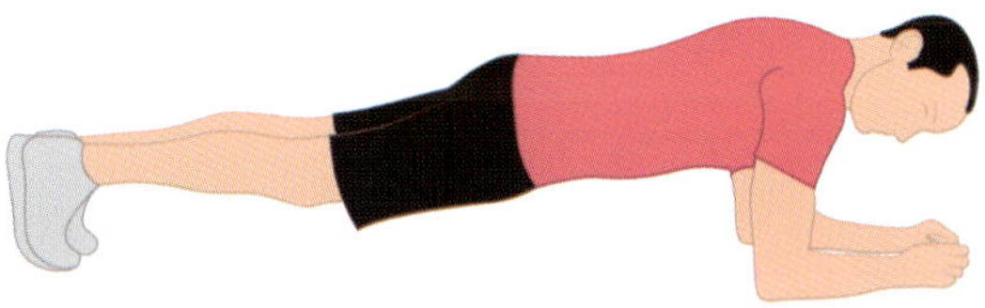

그림 3.16 적응

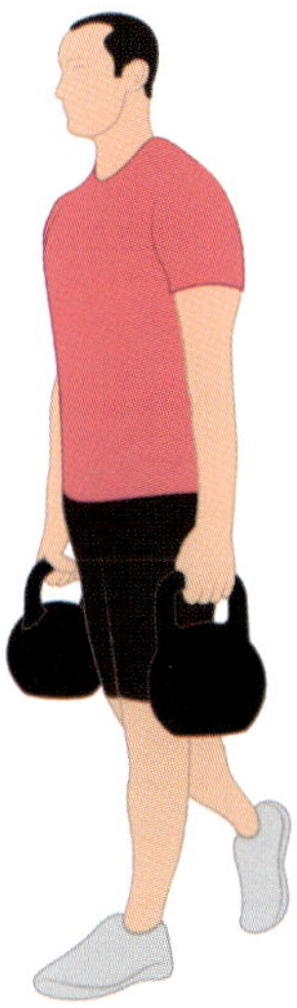

그림 3.17 운동 패턴

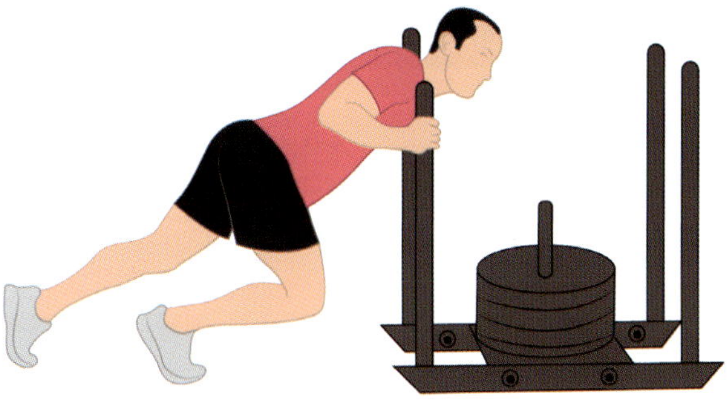

그림 3.18 구조적 안정성

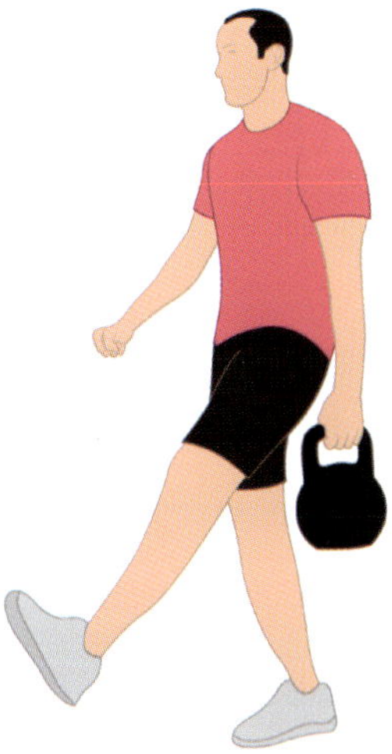

그림 3.19 대칭성

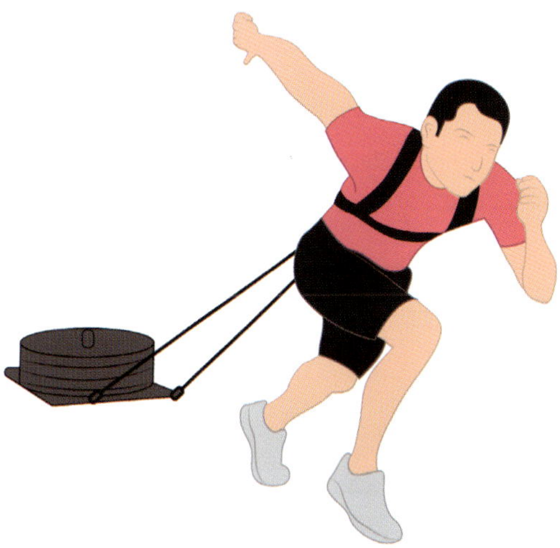

그림 3.20 동적 운동

인체의 자세

앞에서 정의한 몇 가지 운동을 이해하기 위해서 인체의 위치를 나타내는 용어와 이와 관련된 운동을 알아야 한다.

- **와위 자세:** 수평면에서 누운 자세.
- **복와위:** 복부를 바닥에 대고 누운 자세. 플랭크는 복와위 운동(그림 3.22).
- **양와위:** 등을 바닥에 대고 누운 자세(그림 3.23). 플랭크는 양와위 운동(그림 3.24).
- **측와위:** 측면으로 돌아누운 자세(그림 3.25). 사이드 플랭크는 측와위 운동(그림 3.26).

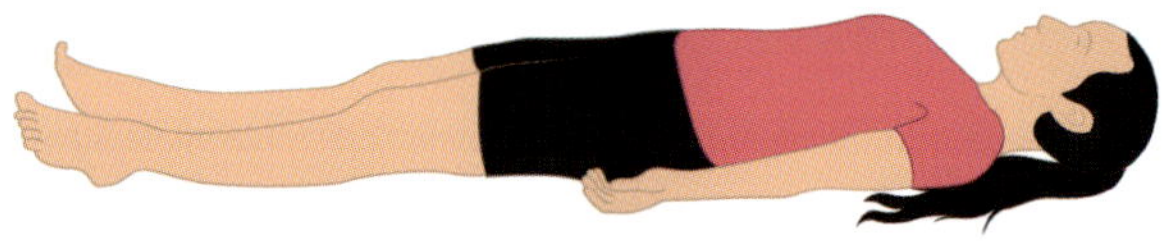

그림 3.23 양와위

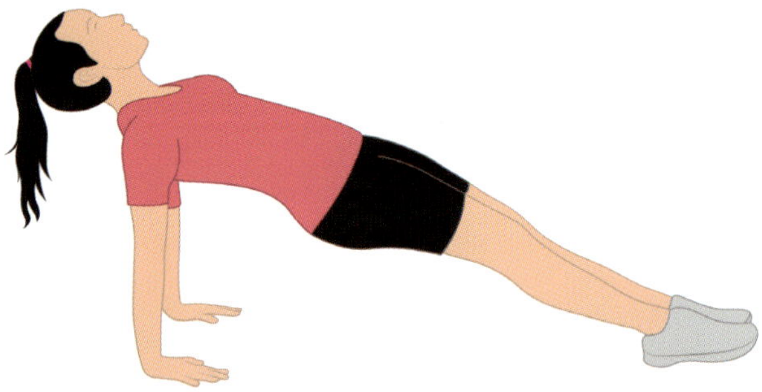

그림 3.24 양와위 플랭크

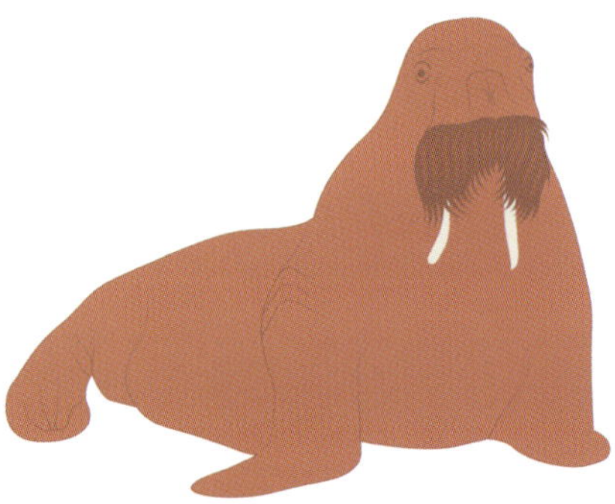

그림 3.21 복와위

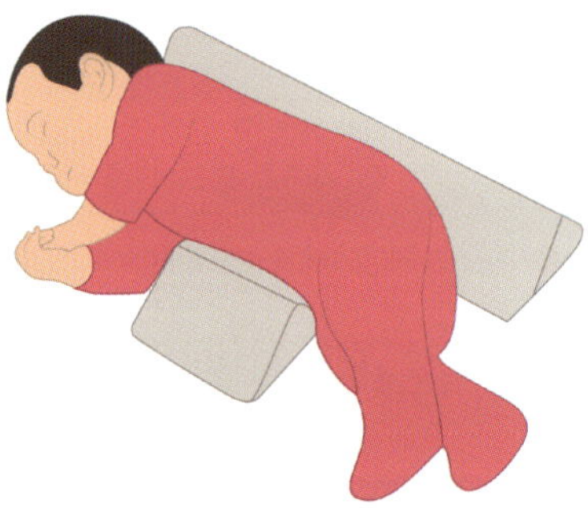

그림 3.25 측면 자세

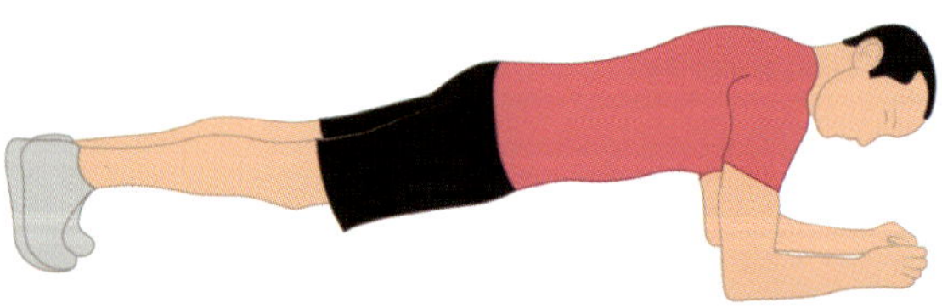

그림 3.22 플랭크

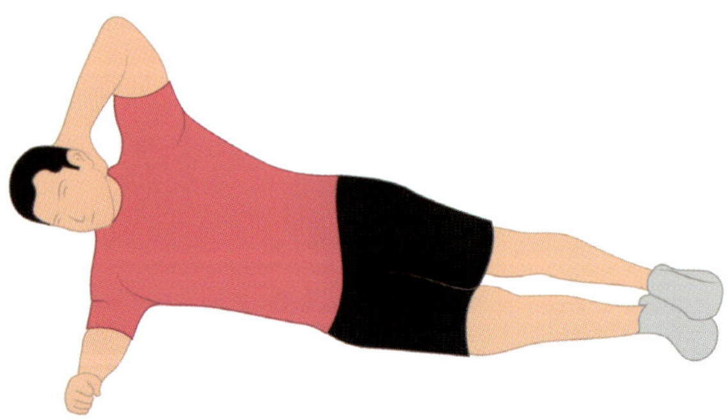

그림 3.26 사이드 플랭크

근육 긴장의 균형

맥길Mcgill은 코어를 단단한 줄을 사용하여 유연한 배의 선체를 고정하는 것으로 묘사했다. 선체가 흔들리지 않기 위해서는 반대편에서 같은 정도의 긴장을 유지할 수 있는 줄이 있어야 한다(그림 3.27). 이러한 그림은 다리, 안테나 혹은 탑과 같은 건축물뿐 아니라 인체에서도 찾을 수 있는 기본적인 구조이다. 이에 덧붙여, 케이블(근육과 연부조직)이 같은 수준의 장력을 가지며 동시에 각 케이블은 반대편에 위치하며 상대성을 지닌다. 이러한 정의는 초반에 언급한 텐세그리티와 매우 유사한 개념이다.

만일 인체에서 하나의 케이블이 다른 것보다 짧고 단단하다면 약간의 기울어짐이 발생할 수 있으며, 이로 인해 인체의 축뿐 아니라 신축성 있는 구조 또한 흔들릴 수 있다. 이는 근골격계의 불균형 및 근육 길이의 변화를 심화시키게 된다. 이는 인체의 근육 불균형을 이해하기 위한 원칙 중 한 가지이며, 다른 시스템에 미치는 영향을 이해하는 방법이다. 아래의 코어 그림에서, 빨간색 장력근은 짧아져 있고, 초록색 장력근은 길어져 있다. 이러한 구조는 코어 구조에서 발생한 불균형을 해결하기에 어려움을 야기한다. 장력 불균형이 오래 지속되면 기능 저하를 일으키고, 최종적으로는 병리 상태로 악화된다.

근육 내 전압의 불균형은 부적절한 역학에서 발생하며, 근육 내 긴장이 높아지거나 낮아질 수 있다. 이로 인해 근육군은 천천히 지속적으로 수축하는 긴장성Tonic 혹은 빠르게 수축하는 위상성Phasic으로 분류될 수 있다. 각각은 개인의 특성과 좌식생활 습관에 의해 유발될 수 있고, 결과적으로 상호억제를 유지하지 못하고 파워를 잃게 만든다.

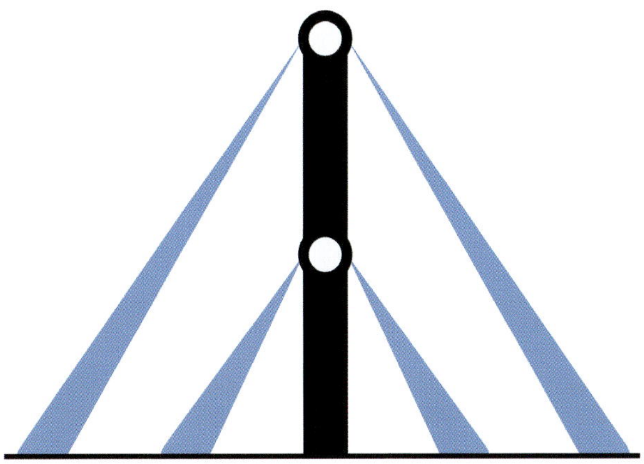

그림 3.27 근육 장력의 균형

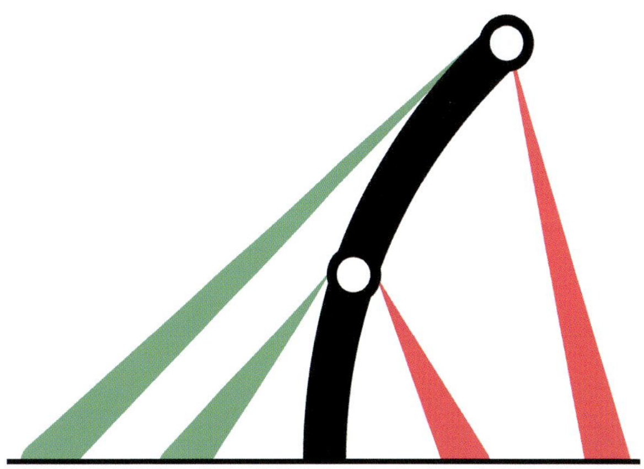

그림 3.28 불균형

플랭크

플랭크는 가장 기본적인 코어 운동이다. 본인의 체중을 견디고 지지해야 하며, 몸통과 팔 다리의 각도와 거리를 바꿔 가며 강도를 조절할 수 있다.

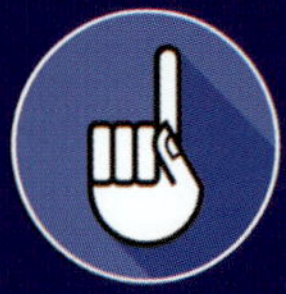

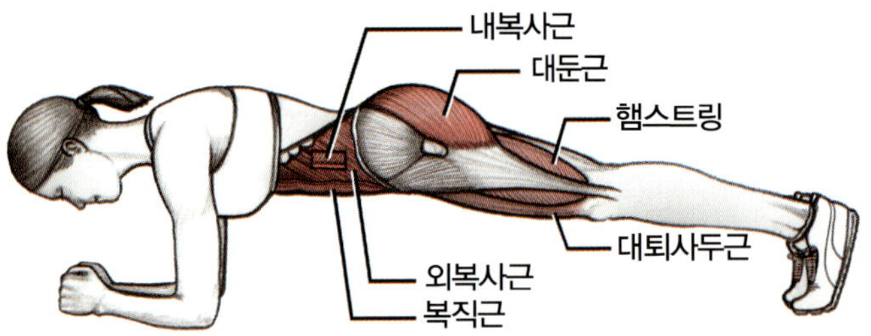

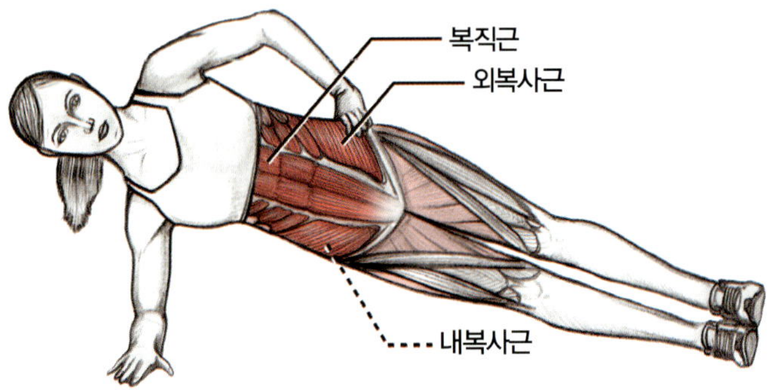

운동 방법

1. 팔꿈치와 어깨를 지면과 평행하게 맞추고, 각각 직각을 유지한다.
2. 안정된 구역에 머문다. 골반기저근과 대둔근을 활성화한다.
3. 몸통에서 생기는 모든 움직임을 견딘다.
4. 미리를 척추와 일직선으로 맞춰 유지한다.

관련 근육

- 복직근, 외복사근, 내복사근
- 전거근, 승모근
- 대둔근, 대퇴사두근, 횡격막, 복횡근, 위의 근육과 길항 관계에 있는 모든 근육들

운동면

- 시상면 플랭크
- 관상면 사이드 플랭크

운동축/운동 관절

- 플랭크에서 좌우 축: 척추, 어깨, 엉덩 관절
- 사이드 플랭크에서 전후 축: 척추, 어깨, 엉덩 관절

효과

- 코어 안정성
- 근력 및 근지구력 향상

움직임 패턴

- 항신전근\항회전근
- 사지와 몸통의 통합

연속체의 요구 사항

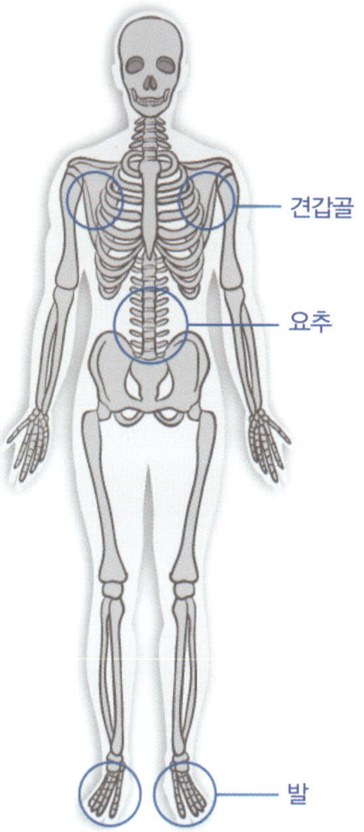

시작하기 전에: 검사와 평가

1. 가동성은 최소한으로 요구된다. 플랭크를 위한 팔다리 각도만 확보되면 된다.

2. 부하가 없는 상황에서 플랭크가 가능해야 한다. 예를 들면 월 플랭크wall plank가 있다.

3. 견갑골의 전인은 상체 체중을 지지하는 데 필수적이다.

4. 푸시업 플러스 운동은 견갑골의 안정성과 전거근을 활성화시키는 운동이다.

하향과 상향의 방법

(−) 플랭크를 벽에 기대어 수행한다. 강도를 낮추기 위해 경사도를 점차 줄여 나간다.

(+) 반면에, 강도를 높이기 위해서는 벽이나 지지하고 있는 물체를 바꾸거나 없애 버릴 수 있다.

주의사항

- 제한된 가동성은 몇 가지 문제를 야기할 수 있다.
- 안정성을 담당하는 운동 조절의 결핍은 주요한 문제 요소가 될 것이다.

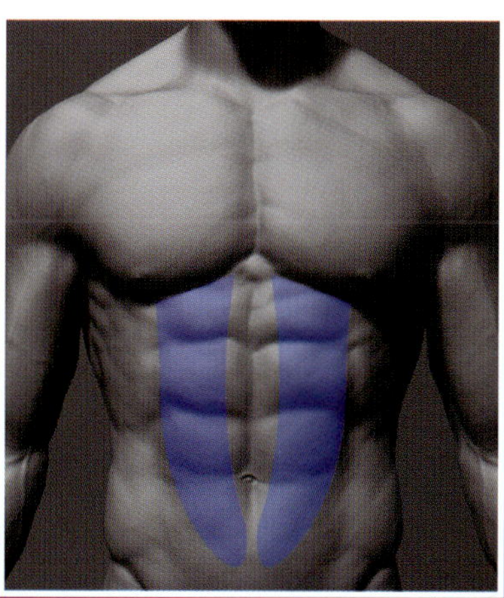

핵심 내용

- 체중과 중력에 의해 몸통은 신전된다.
- 몸통 굴곡근과 둔근이 주로 활성화되어 하체와 함께 몸통을 지탱한다.

웨이트 들고 서기

마치 플랭크처럼 서 있는 상태를 만든다. 그 후 몸에서 약간 떨어진 곳에 웨이트를 위치시켜, 항 움직임을 만들어 낸다. 우리는 완전히 고정된 상황에서 약간의 동적인 상황을 만들어낼 수 있다.

초보자

운동 방법

1. 웨이트를 신체 앞쪽에 위치시킨다. 최소 8초간 수행하며, 근육의 활성과 긴장을 유도해 낼 수 있다.
2. 웨이트를 옆과 뒤에 위치시킨다.
3. 웨이트가 대각선 방향으로 천천히 움직일 때 항 회전 근육들이 활성화된다.
4. 위의 동작들을 빠르게 수행함으로써 근육 간의 협응을 유도할 수 있다.

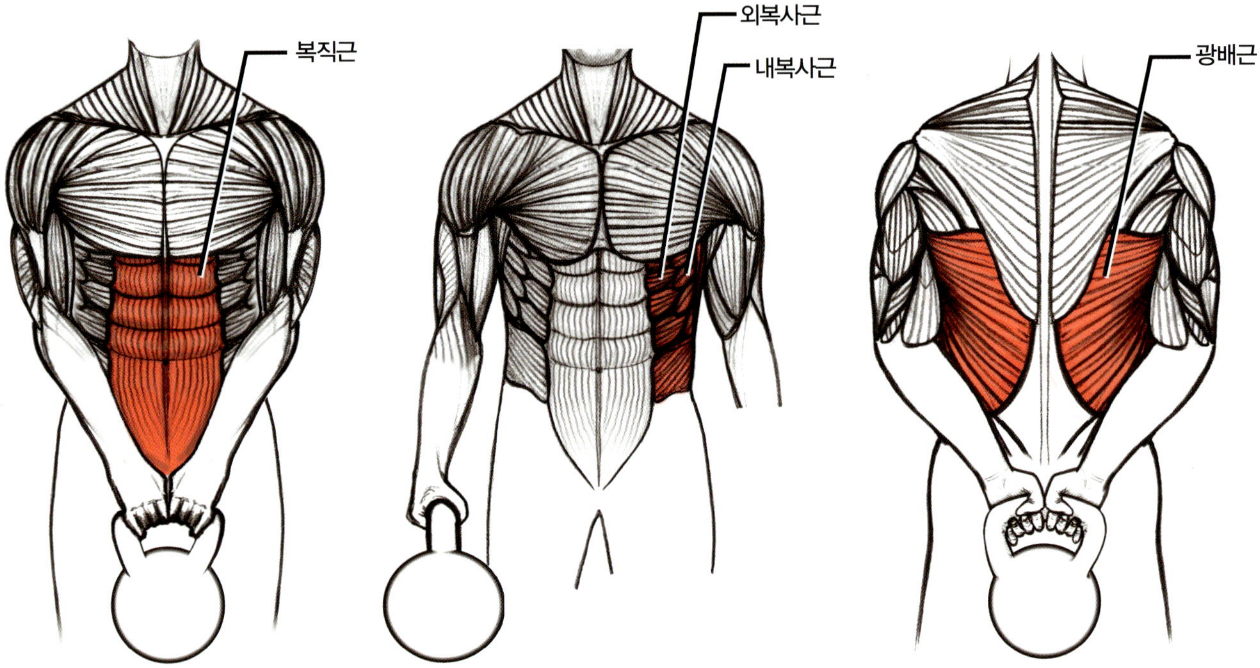

관련된 근육

- 복직근, 내복사근, 외복사근
- 장요근
- 횡돌극근, 장늑근, 광배근

운동면

- 시상면: 인체를 좌우로 나눔
- 관상면: 인체를 전후로 나눔
- 수평면: 인체를 상하로 나눔

운동축/운동 관절

- 척추와 엉덩관절에서 축 형성
- 관상면: 사이드플랭크

효과

- 모든 동작에서 코어 안정성 증가
- 모든 운동면에서 들어오는 외부 스트레스를 조절

움직임 패턴

- 코어

연속체의 요구 사항

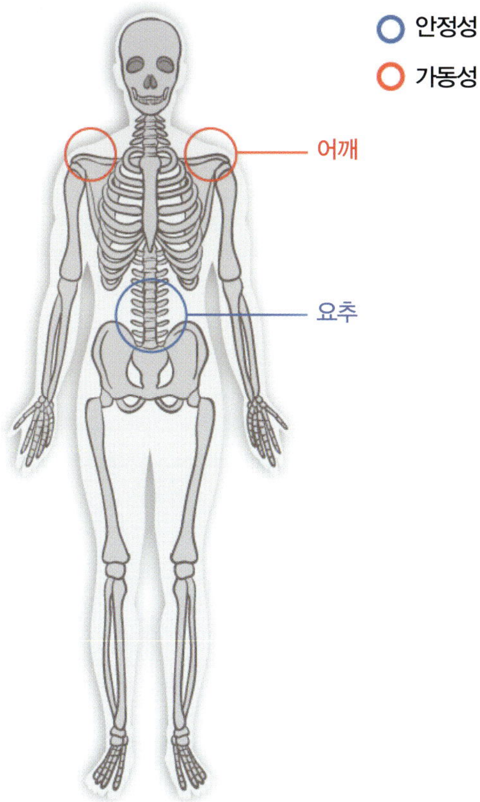

시작하기 전에: 검사와 평가

1. 3개의 운동면에서 플랭크 상태를 유지하는지 확인한다.
2. 최소한의 어깨의 굴곡, 신전, 내전 가동범위를 확인한다.
3. 넘어져도 체중을 지탱할 수 있는 최소한의 악력이 있는지 검사한다.
4. 부하가 걸려 있는 상황에서 버틸 수 있는지 검사한다.

하향과 상향의 방법

(−) 가능한 천천히 서 있는 상태 유지하기.

(+) 불안한 상태에서 서 있는 상태 유지하기.

주의사항

- 어깨 가동성은 내전과 신전이 필요하다.
- 안정성은 모든 신체 부위에서 발생한다.

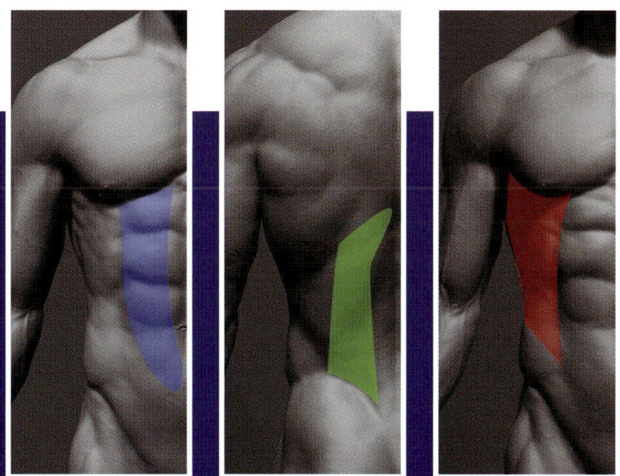

핵심 내용

- 부하가 어디에 위치하느냐에 따라서 몸통의 굴곡, 신전, 기울임, 회전에 영향을 준다.
- 모든 코어 요소가 번갈아 가며 활성화된다.

파머스 워크

파머스 워크는 매우 간단한 운동이다. 무게를 들고 자세가 망가지지 않을 때까지 걸어 나간다. 파머스 워크는 다양한 웨이트 도구를 사용할 수 있기 때문에 다양한 응용이 가능하다.

초보자

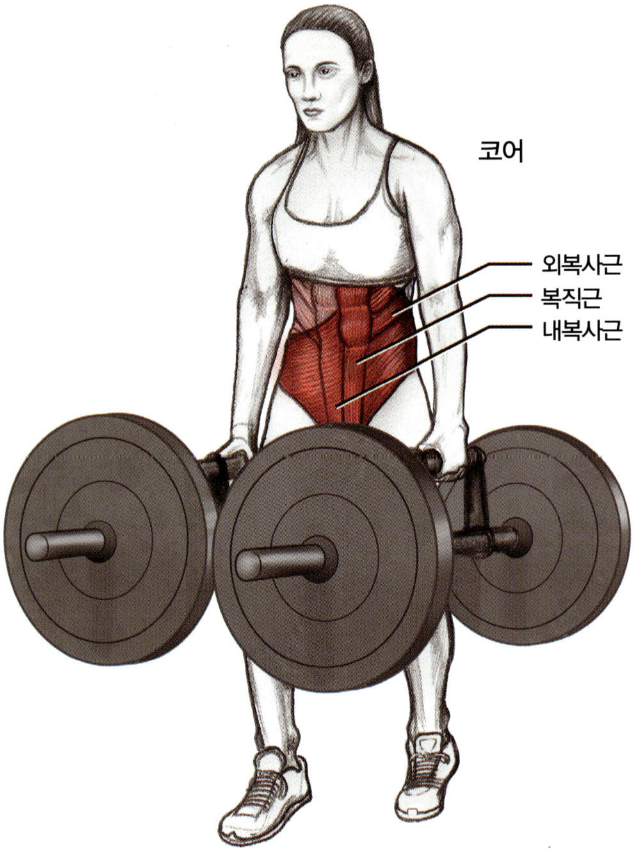

운동 방법

1. 양손에 웨이트를 나누어 잡는다. 가능한 무거운 무게로 수행한다.
2. 우리는 상체가 잘 활성화되고 신체에 잘 연결되도록 조정한다.
3. 최소 30초를 걸어간다.
4. 몸통의 틀어짐이나 불균형 없이 최대한 바른 자세를 유지한다.

관련된 근육

- 앞서 언급된 모든 근육들
- 대퇴사두근, 대둔근, 중둔근
- 햄스트링, 발의 내외재근

운동면

- 시상면
- 관상면

운동축/운동 관절

- 모든 운동축
- 견흉관절, 어깨, 엉덩이, 무릎, 척추 관절

효과

- 걷는 동안 자세 유지
- 최대 근력 사용

움직임 패턴

- 코어 중심의 신체 이동

연속체의 요구 사항

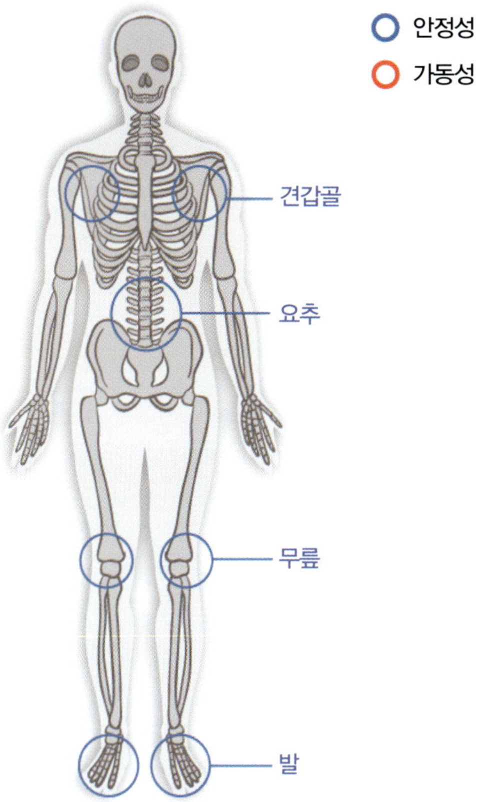

시작하기 전에: 검사와 평가

1. 플랭크와 같은 기본적인 코어 운동을 할 수 있는지 평가한다.
2. 신체 불균형은 없는지 확인한다.
3. 발의 정렬에 문제가 없는지 확인한다.
4. 체형의 비대칭 혹은 편측성 특징을 가지고 있지 않은지 검사한다.

하향과 상향의 방법

(−) 양손으로 무게를 들고 파머스 워크를 한다.

(+) 강도를 높이기 위해 다음을 추가할 수 있다. 무게, 비대칭적인 부하, 탄성밴드.

주의사항

- 악력, 근지구력, 어깨 안정성이 선행되어야 한다.
- 승모근에 과한 긴장이 누적될 수 있다.

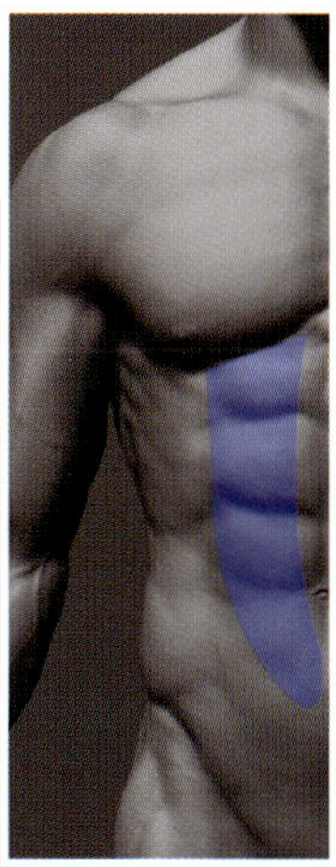

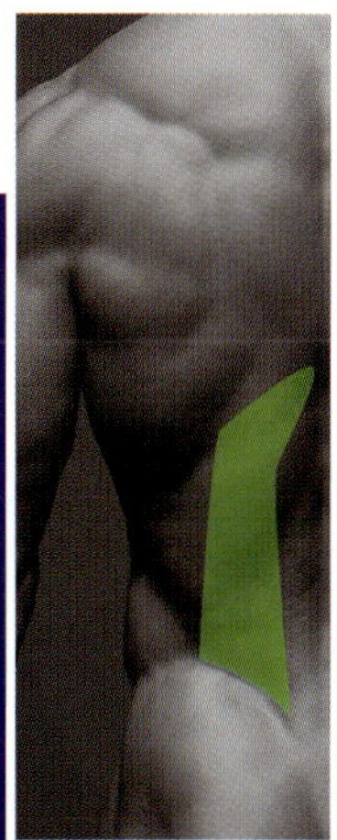

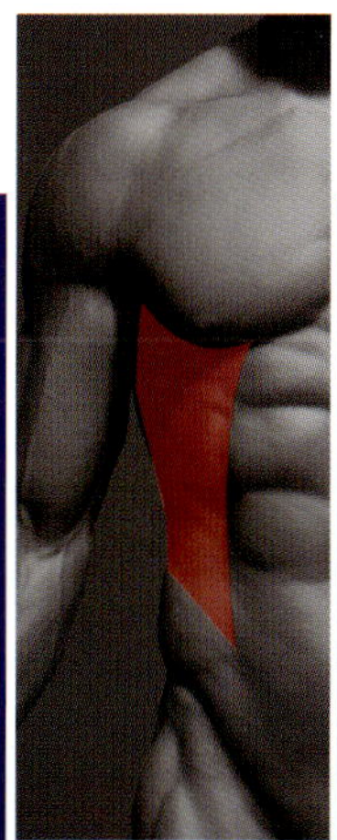

핵심 내용

- 웨이트가 어디에 놓이느냐에 따라 몸통은 굴곡, 신전, 회전, 기울어짐이 발생할 수 있다.
- 보행의 흔들림으로 인해 모든 코어의 구성 요소가 지속적으로 활성화된다.

케이스 캐리

이 운동은 파머스 워크의 변형 동작으로, 한 손에만 웨이트를 들고 진행한다. 언뜻 보기에 비슷하지만 한쪽으로만 무게를 들면 몸통뿐 아니라 하지와 골반 주변의 근육들이 활성화된다. '케이스 캐리는 움직이는 사이드 플랭크와 같다'(마이클 보일 2010).

중급자

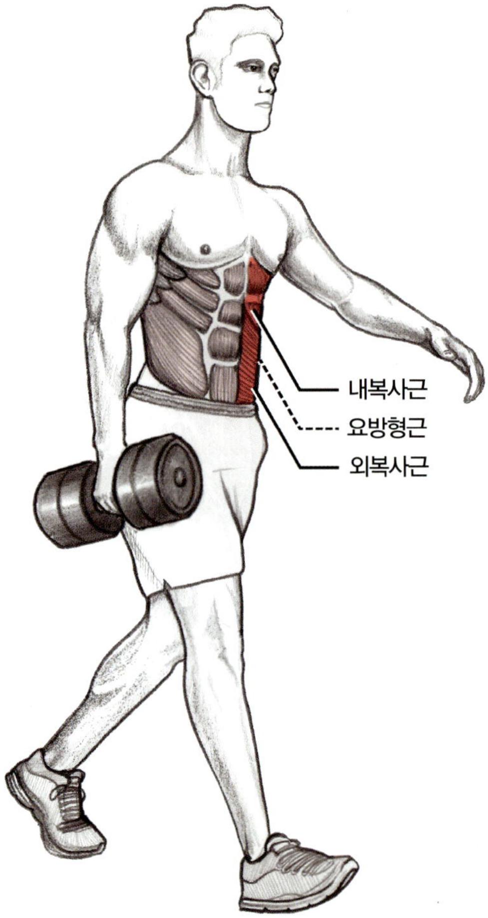

운동 방법

1. 무게를 들어 올리기 전에 코어를 활성화시킨다. 무게를 잡은 반대쪽 근육에 긴장을 유지한다.
2. 팔을 몸에 가깝게 붙인다. 무게를 잡고 있는 쪽의 견갑골이 너무 아래로 떨어지지 않게 주의한다.
3. 측면 균형을 유지하면서 걸어간다.
4. 골반이 한쪽으로 떨어지지 않게 긴장을 유지하면서 보행 패턴을 유지한다.

관련된 근육

- 요방형근, 요근, 외복사근, 내복사근
- 중둔근, TFL
- 등척성 작용을 하는 모든 코어 근육

운동면

- 관상면
- 시상면과 수평면

운동축/운동 관절

- 수평면에서 엉덩이와 척추
- 보행

효과

- 대칭성
- 보행 균형

움직임 패턴

- 코어 중심의 신체 이동

연속체의 요구 사항

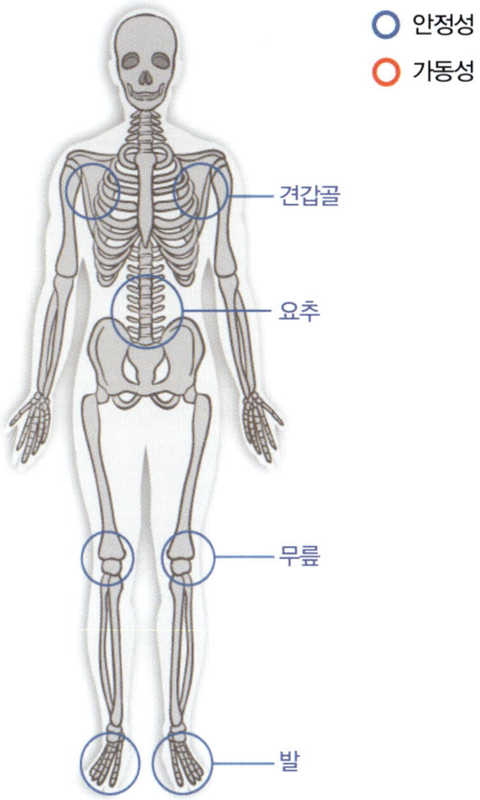

시작하기 전에: 검사와 평가

1. 케이스 캐리 자세에서 코어가 잘 작용하는지 확인한다.
2. 측면의 무릎 안정성과 다리 길이를 확인한다.
3. 발의 회내/회외를 확인한다.
4. 신체 전체에서 비대칭성을 확인한다.

하향과 상향의 방법

(−) 웨이트를 몸의 중앙선midline에 가깝게 위치시킨다.

(+) 밸런스 보드를 사용하여 균형 잡는 걸 더 어렵게 만들 수 있다.

주의사항

- 발바닥의 둥근 천장의 불안정성
- 골반 기울임을 유도하는 불안정성

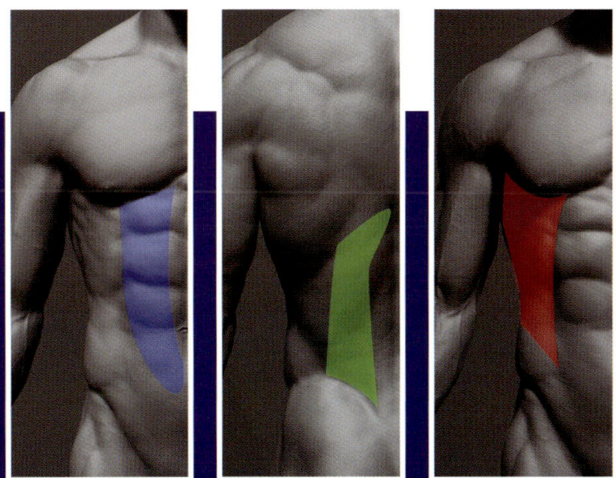

핵심 내용

- 부하는 몸통을 기울이거나 회전시킨다.
- 무게가 한쪽으로만 작용하기 때문에 몸통이 회전하게 된다.

팔로프 프레스

몸통에 발생하는 기울어짐과 회전에 저항하는 코어 운동이다. 탄력성 있는 밴드를 사용하여 몸통을 단단하게 고정시킬 수 있다.

중급자

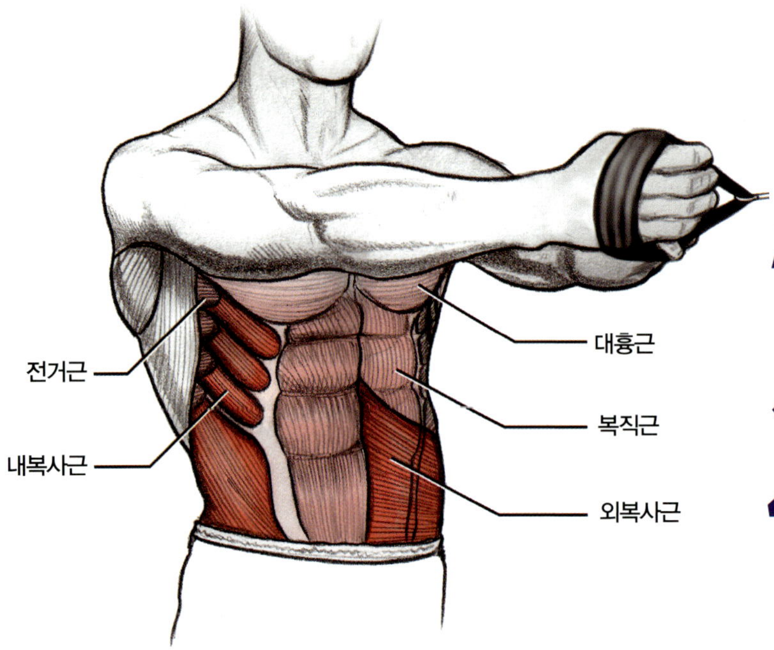

운동 방법

1. 가슴 위치에 밴드를 위치시킨다.
2. 부상 및 사고를 방지하기 위해서 한 손으로 밴드를 단단히 잡고 있어야 한다.
3. 위 자세에서 팔을 앞으로 밀어 준다.
4. 밴드는 몸통을 기울이고 회전시키며, 몸통은 이에 저항하게 된다.

관련된 근육

- 요방형근, 외복사근, 내복사근
- 대둔근, 요근
- 횡돌극근, 장늑근, 광배근

운동면

- 수평면
- 관상면

운동축/운동 관절

- 척추체
- 엉덩이와 어깨

효과

- 항회전력 증가
- 단단한 몸통과 상하지의 연결

움직임 패턴

- 코어와 몸통 회전

연속체의 요구 사항

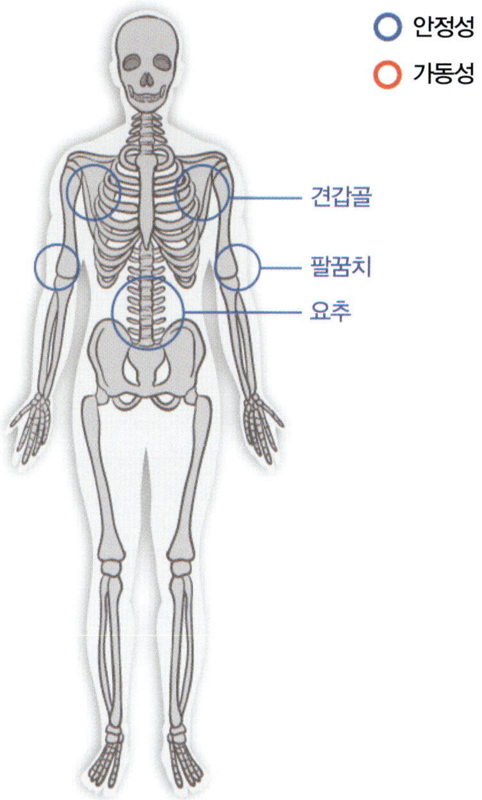

시작하기 전에: 검사와 평가

1. 모든 항회전과 항측면 움직임을 확인한다.
2. 수트 케이스 캐리와 헤일로 동작을 통해 측면과 회전 저항성을 확인한다.
3. 플랭크 동작을 통해서 상/하지의 연결성을 확인한다.
4. 항회전의 대칭성을 평가한다.

하향과 상향의 방법

(−) 항회전 힘을 기르기 위해 측면 플랭크를 훈련한다.

(+) 밴드와 몸의 간격을 넓혀서 강도를 높일 수 있다.

주의사항

- 가동성 문제가 있어도 할 수 있다.
- 몸통뿐 아니라 팔다리의 안정성을 기를 수 있다.

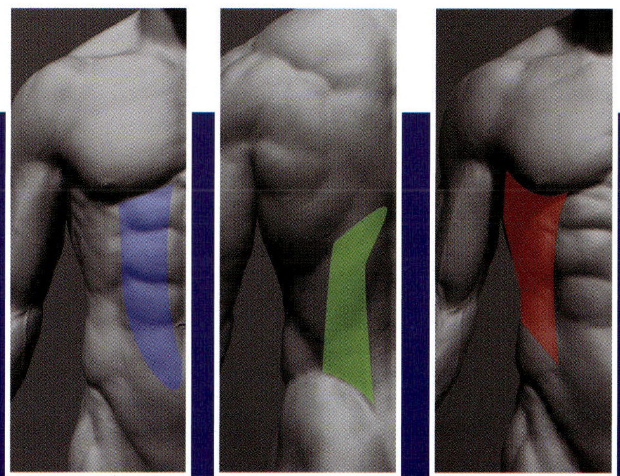

핵심 내용

- 밴드 저항이 몸통을 기울이거나 회전시킨다.
- 신체에 걸리는 회전에 저항하기 위해서 대측성 근육들이 일반적으로 활성화된다.

터키쉬 겟업

터키쉬 겟업은 약 10개의 다른 자세들로 구성된 매우 복잡한 운동이다. 각각의 자세들은 무게를 들고 하는 플랭크와 같다. 또한, 터키쉬 겟업은 모든 운동면과 운동축을 경유한다. 그렇기 때문에 코어가 활성화되기에 좋은 환경을 제공받는다.

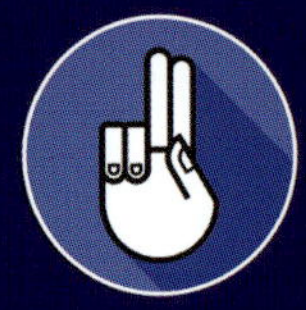

중급자

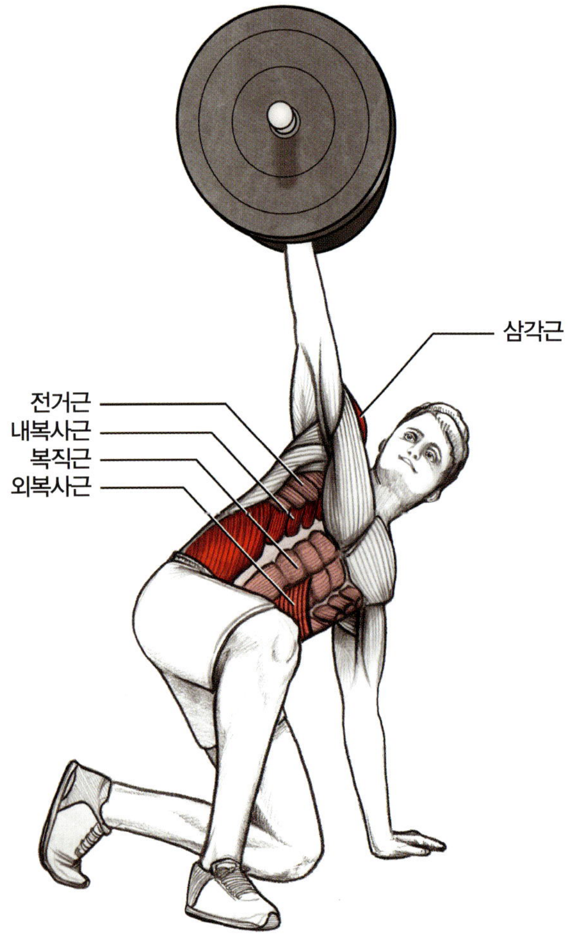

운동 방법

1. 양와위 자세에서 무게를 잡는다. 무게를 잡은 쪽의 하체를 사용하여 상체와 몸통이 수직이 될 때까지 앉는 자세를 취한다.
2. 팔꿈치를 펴면서 바르게 앉는다. 바닥에 닿아 있는 손바닥과 발바닥을 사용하여 힙 브릿지 동작을 만든다.
3. 다리를 몸통 아래로 집어넣고, 런지 자세에서 일어나는 동작으로 전환한다.
4. 위의 동작을 역순으로 진행하여 다시 양와위 자세로 돌아간다.

관련된 근육

- 몸통 굴곡근, 신전근, 회전근 등
- 대둔근, 중둔근
- 삼각근, 대흉근, 대퇴사두근

운동면

- 시상면
- 수평명
- 관상면

운동축/운동 관절

- 모든 근육들

효과

- 자세 개선
- 앉아서 일어나는 동작에 필요한 기능적 근력 증가
- 모든 운동면에서의 안정성 증가

움직임 패턴

- 코어, 밀기 패턴

연속체의 요구 사항

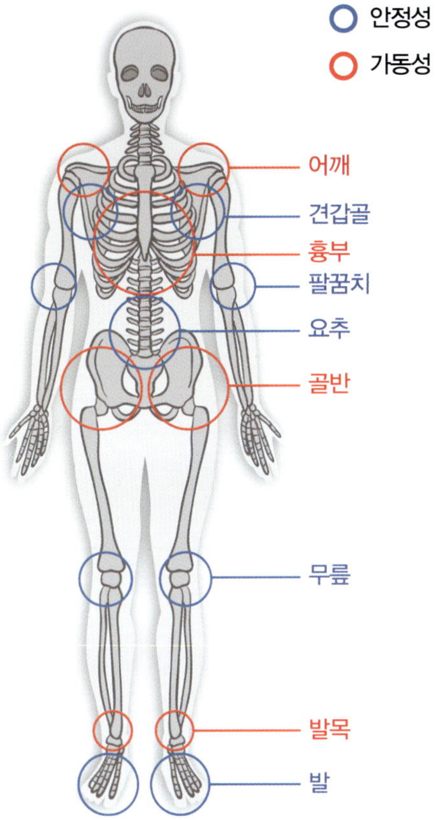

시작하기 전에: 검사와 평가

1. 다양한 운동면에서 보상 작용 없이 자세를 바꿀 수 있어야 한다.

2. 고관절 신전이 충분한지 확인한다. 만약 충분하지 않다면 대둔근이 활성화되어야 한다.

3. 어깨의 굴곡과 수평 내전 가동범위가 충분한지 확인한다.

4. 신체의 비대칭 여부를 확인한다.

하향과 상향의 방법

(−) 무게 없이 맨몸으로 겟업을 한다.

(+) 더 무거운 무게로 겟업을 한다.

(+) 불안정한 물체로 겟업을 한다.

주의사항

- 어깨 굴곡, 고관절 신전.
- 흉추 가동성과 어깨의 수평 외전 가동범위가 주요한 제한 요소이다.

헤일로

클럽벨은 거대한 레버암을 가지는 특별한 디자인으로 유명세를 얻었다. 이러한 디자인은 신체의 회전 패턴 움직임을 만들어내는 데 유리하다. 모든 클럽벨 동작들 중에서 헤일로는 회전 패턴을 만들어내는 가장 기본 자세이다.

상급자

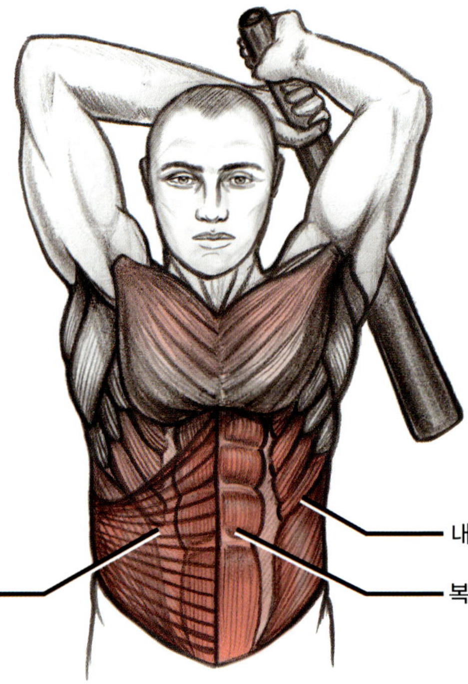

운동 방법

1. 케틀벨 혹은 원판을 사용하는 헤일로와 동작이 유사하다. 상체를 수직으로 세우고 머리 뒤에서 앞으로 손을 가지고 내려온다.
2. 몸통이 움직이지 않게 고정시키고, 1번의 동작을 원을 그리면서 반복한다.
3. 헤일로 동작을 통해서 골반과 발의 회전 움직임을 증가시킬 수 있다.
4. 위의 동작이 익숙해지면 신체 구조를 발달시킬 목적으로 천천히 할 수 있다. 혹은 특정한 목적을 가지고 빠르고 폭발적으로 할 수 있다.

관련된 근육

- 외복사근, 내복사근, 요근, 횡돌극근
- 몸통 신전에 저항하는 복직근, 복사근
- 삼두근, 대흉근, 삼각근, 전완근, 손 근육

운동면

- 항굴곡, 항신전이 일어나는 시상면
- 수평면: 회전

운동축/운동 관절

- 관상축: 엉덩이와 몸통
- 수평축: 엉덩이, 어깨

효과

- 어깨, 자세 개선
- 던지는 동작, 스포츠 움직임.

움직임 패턴

- 코어, 회전

연속체의 요구 사항

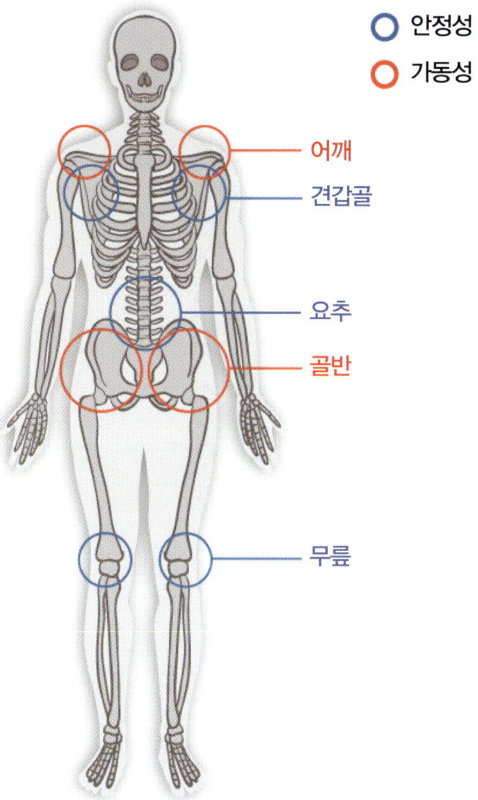

시작하기 전에: 검사와 평가

1. 모든 운동면에서 무게를 지탱할 수 있는 그립의 안정성을 확인한다. 레버암을 감소시키기 위해 손으로 클럽벨 손잡이의 중간 부위를 잡는다.
2. 고정 자세에서 헤일로 동작을 수행할 수 있는 코어 근력을 확인한다.
3. 클럽벨을 최소 4초 동안 앞, 옆, 뒤에 두고 몸통을 플랭크 자세로 고정한다.
4. 무릎과 허리에서 보상 동작 없이 엉덩이로 주로 동작하는지 확인한다.

하향과 상향의 방법

(−) 더 가벼운 무게 혹은 더 작은 클럽벨을 선택한다.

(+) 난이도 증가를 위해 핸들의 끝을 잡는다.

주의사항

- 모든 움직임에서 어깨 가동성을 요구한다.
- 회전을 만들어내는 신체 부위의 협응성이 필요하다.

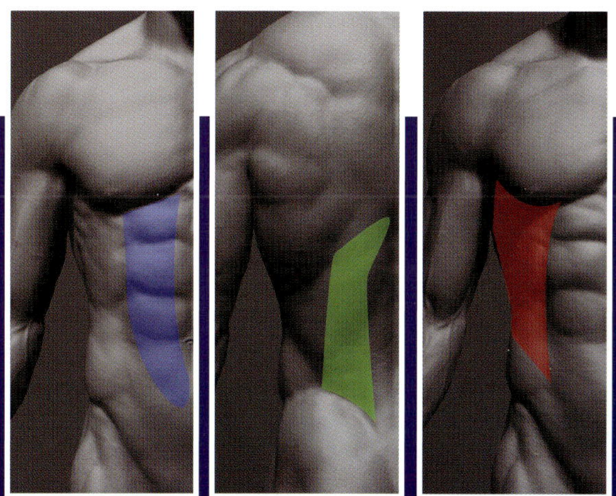

핵심 내용

- 클럽벨 무게가 몸통을 더욱 굽힘, 신전, 회전, 기울이게 만든다.
- 손을 머리 뒤로 많이 넘길수록 몸통 굽힘근을 활성화할 수 있다.

저쳐 스쿼트

저쳐 스쿼트는 팔꿈치를 구부려서 바벨을 받치는 스쿼트이다. 이 동작은 코어를 활성화하면서 스쿼트 동작을 하기에 매우 효율적이다. 이러한 이유로 이번 챕터에 선정하게 되었다.

상급자

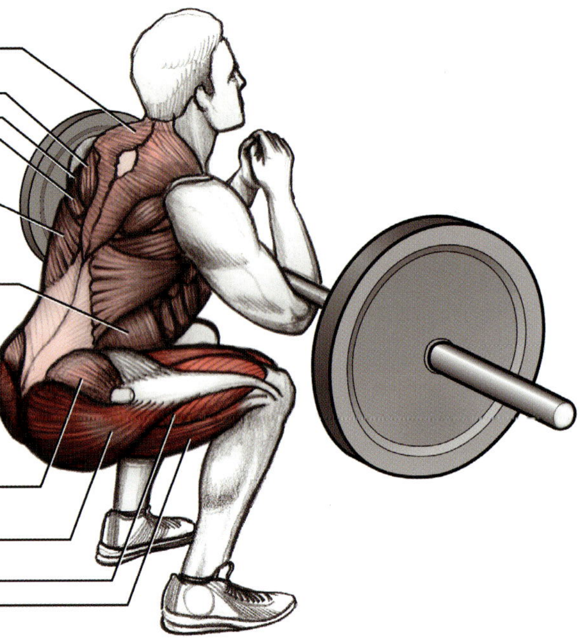

운동 방법

1. 바를 굽힌 팔 위에 올려 둔다. 상완과 손을 서로 교차하여 마주 잡고 수직으로 올려 가슴 위치에 고정한다.
2. 바벨의 위치에 따라서 데드리프트, 스쿼트, 혹은 수정된 파머스 워크 동작이 될 수도 있다.
3. 바벨은 신체를 앞으로 굽힌다. 이러한 동작은 부상을 유발할 수 있기 때문에, 특별히 주의를 기울여서 수행해야 한다.
4. 바벨을 가능한 한 몸에 고정시켜 신체 전체에 긴장을 유지한다.

관련된 근육

- 중하부 허리 근육들(광배근, 장늑근, 최장근, 다열근)
- 삼각근, 대흉근, 상완이두근
- 보행과 스쿼트 동작에 쓰이는 모든 근육들

운동면

- 시상면

운동축/운동 관절

- 시상면에서 몸통과 팔꿈치
- 시상면에서 엉덩이, 무릎, 발목

효과

- 코어 강화
- 후면사슬의 강화

움직임 패턴

- 코어

연속체의 요구 사항

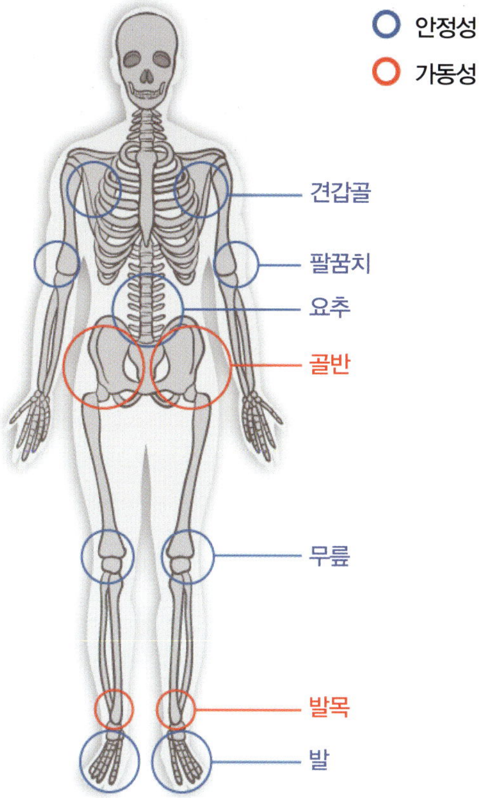

시작하기 전에: 검사와 평가

1. 무게를 들고 하는 기본적인 스쿼트는 가블릿 스쿼트 혹은 기본적인 바벨 스쿼트이다.
2. 스쿼트를 하기 전에 항굴곡 플랭크를 완전히 습득해야 한다.
3. 바벨을 들고 최소 10초 동안 정적인 자세로 똑바로 서 있을 수 있어야 한다.
4. 맨몸으로 풀 스쿼트 자세가 나와야 한다.

하향과 상향의 방법

(−) 가벼운 무게를 들고 서 있을 수 있어야 한다. 그다음 조금 더 무거운 무게로 스쿼트를 할 수 있어야 한다.

(+) 무게를 증가시키거나 부하에 노출되는 시간을 늘릴 수 있다.

주의사항

- 팔이나 전완근에서 통증이 유발될 수 있다.
- 고관절이나 하체에 부상을 유발할 수 있다.

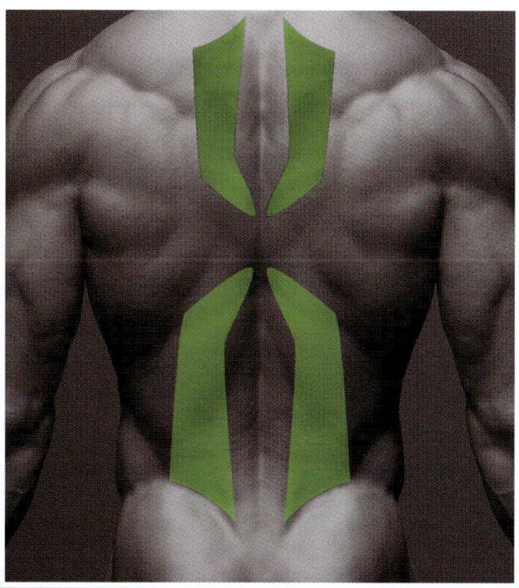

핵심 내용

- 바벨은 몸을 앞으로 구부리게 한다.
- 이를 방지하기 위해 상체의 신전근이 활성화된다. 광배근, 장늑근, 최장근, 다열근과 같은 근육들이 등척성 수축을 한다.

롤 아웃

'휠wheel'로도 알려져 있는 이 동작은 다양한 신체 부위를 개발할 수 있는 운동으로 대중화되었다. 코어의 등척성 수축을 강력하게 유도함과 동시에 어깨의 신전 동작을 요구하기 때문에 광배근을 자극할 수 있다.

상급자

운동 방법

1. 바닥에 무릎을 대고 휠을 잡는다. 천천히 몸을 앞으로 기울이다. 휠은 운동 동작의 축으로 작용을 한다.

2. 얼마나 오래 코어의 긴장을 유지할 수 있는지에 따라서 앞으로 더 많이 기울일 수 있다.

3. 팔꿈치는 편 상태를 계속 유지한다.

4. 고관절과 어깨관절을 사용하여 동작을 연속적으로 수행한다.

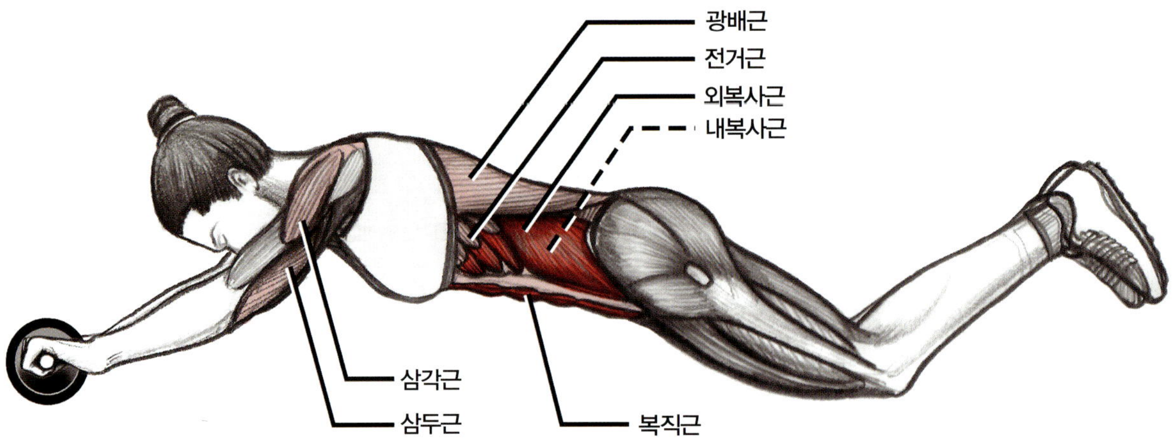

관련된 근육

- 복직근, 외복사근, 내복사근, 복횡근
- 대둔근
- 광배근, 대원근, 후면 삼각근, 대흉근의 상부 섬유

운동면

- 시상면에서의 플랭크 동작

운동축/운동 관절

- 시상면에서의 어깨관절 움직임
- 시상면에서의 엉덩관절 움직임

효과

- 몸통 신전에 대항하는 코어 능력 증가
- 심미성

움직임 패턴

- 코어
- 견인 동작

연속체의 요구 사항

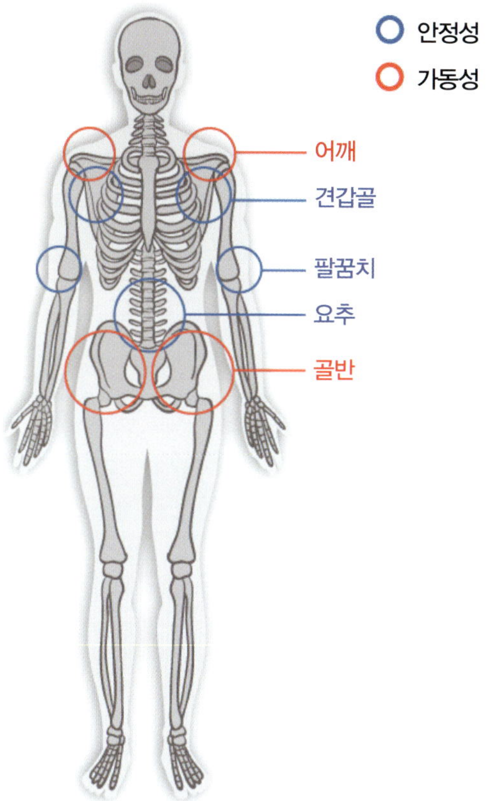

시작하기 전에: 검사와 평가

1. 롤 아웃 자세를 유지할 수 있는지 확인한다.

2. 인체를 다시 당겨올 수 있는 근력이 필요하다.

3. 어깨 굴곡의 가동범위를 확인한다. 만약 누운 자세에서 팔을 180°까지 들어 올릴 수 없다면, 롤 아웃 운동은 적합하지 않다.

4. 헤일로와 같은 어깨의 가동성과 안정성을 만들어 주는 운동을 워밍업으로 진행한다.

하향과 상향의 방법

(−) 몸통이 바닥에 닿기 전에 멈춘다.

(+) 최대한 멀리 갈 수 있는 범위만큼 진행한다.

주의사항

- 어깨 굴곡이 선행되어야 한다.
- 신체 전체에 안정성과 가동성이 협응되어 있어야 한다.

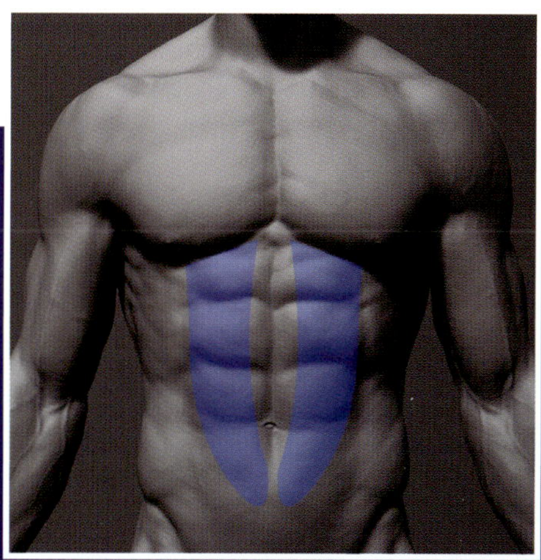

핵심 내용

- 이 운동은 몸통을 신전시킨다.
- 복직근, 외복사근, 내복사근과 같은 몸통 굴곡근이 활성화되어 몸이 과신전되는 것을 억제한다.

아틀라스 스톤

이것은 스트롱맨 운동의 대표이다. 단순하고 거칠며, 인류 문화와 역사 그 자체의 일부분으로, 둥근 모양의 돌을 들고 운반하기만 하면 되기 때문에 코어와 물체를 옮기는 운송 수단의 훌륭한 결합 운동이다.

상급자

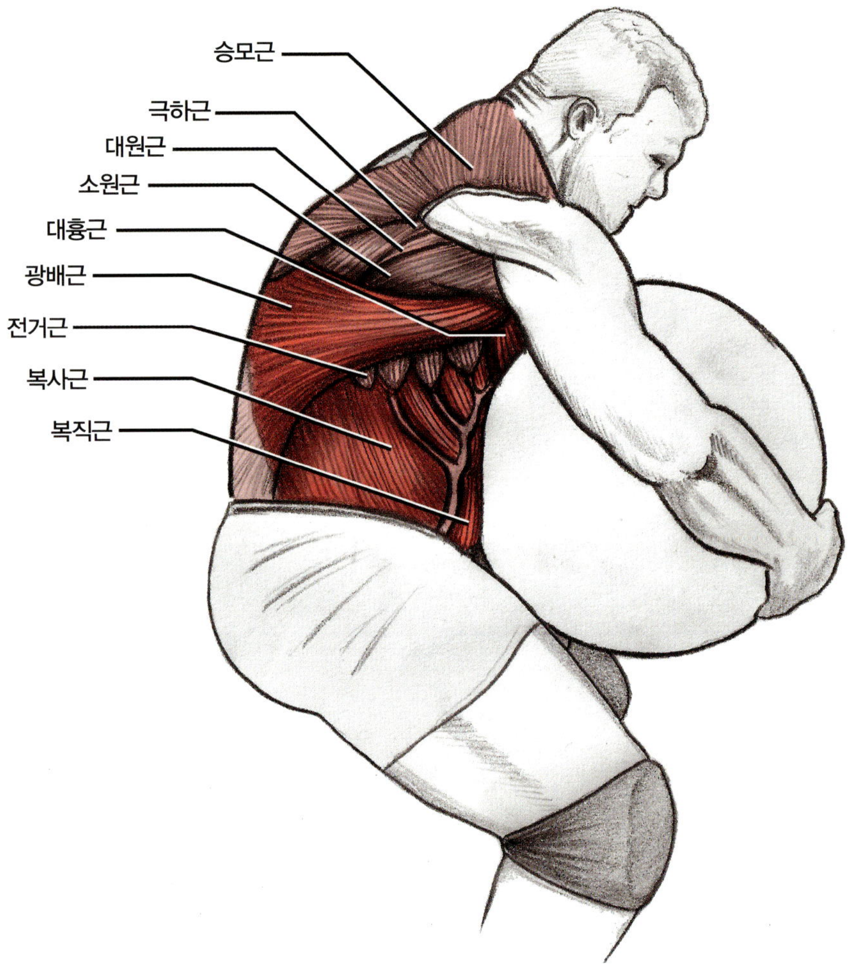

관련된 근육

- 대흉근, 상완이두근, 상완근, 광배근
- 전체 척추 근육군

운동면

- 시상면

운동축/운동 관절

- 몸통의 모든 근육들
- 스쿼트와 보행에 관련된 모든 관절들

효과

- 구조적 통합성
- 경쟁성
- 부하 및 비부하

움직임 패턴

- 코어

연속체의 요구 사항

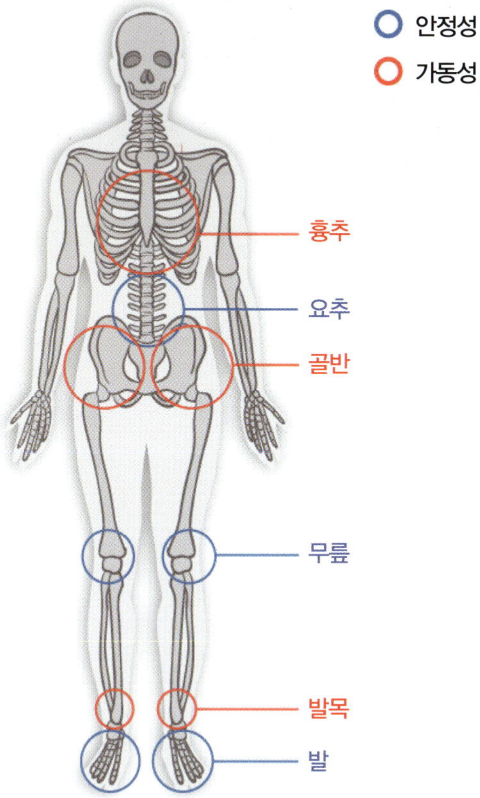

겉보기와는 다르다

1. 언뜻 보기에 이 운동은 코어의 모든 개념을 부정하는 것처럼 보이지만, 제시된 구조를 존중한다.
2. 등 쪽에서 보이는 과도한 척추 후만은 운동하는 내내 유지된다.
3. 로딩과 언로딩은 이러한 특정 무결성을 유지하기에 가장 위험한 시기이다.
4. 이 운동에 대한 세부사항은 스트렝스 전문가에게 자문을 받아야 한다.

하향과 상향의 방법

(−) 우선 스쿼트, 보행, 정적 스탠딩 자세를 마스터하고 등에 고정된 부하를 짊어지게 한다.

(+) 그런 다음 점진적으로 웨이트를 사용하여 최종적으로 아틀라스 스톤에 도달할 때까지 자세 조절을 연습한다.

주의사항

- 흉추 가동성보다 더 중요한 것은 운동하는 동안 몸통 굴곡을 유지하는 것이다.
- 무게를 들고 걸어가는 동안 가속과 감속에서의 통합성을 유지해야 한다.

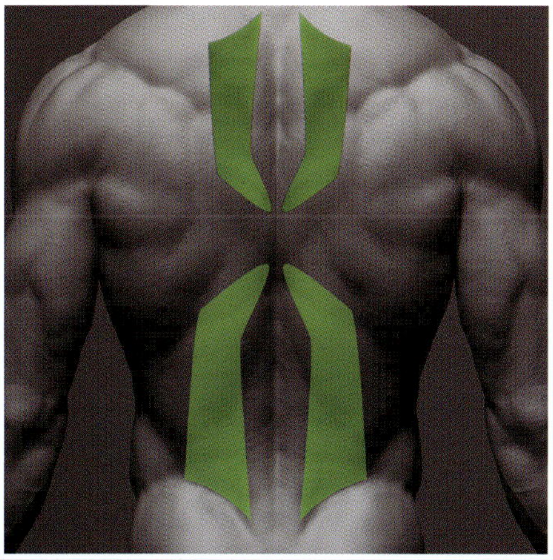

핵심 내용

- 무게 부하는 몸통을 굴곡시킨다.
- 이것은 신전근을 주로 작동시킨다. 광배근, 장늑근, 횡돌극근과 같은 근육들이 몸통의 굴곡을 방지하기 위해 등척성 수축을 한다.
- 비록 척추가 곧게 유지되지는 않지만, 활성되는 근육들에 의해 척추를 보호하고 안정화시켜 준다.

썰매 밀기

이 운동은 무게가 신체 앞에 위치하게 된다. 접촉 스포츠에서 빠른 방향 전환과 큰 충돌이 일어났을 때 몸통을 단단하게 유지해야 하며, 이러한 목적을 훈련하기 위해 썰매 밀기는 적합하다.

상급자

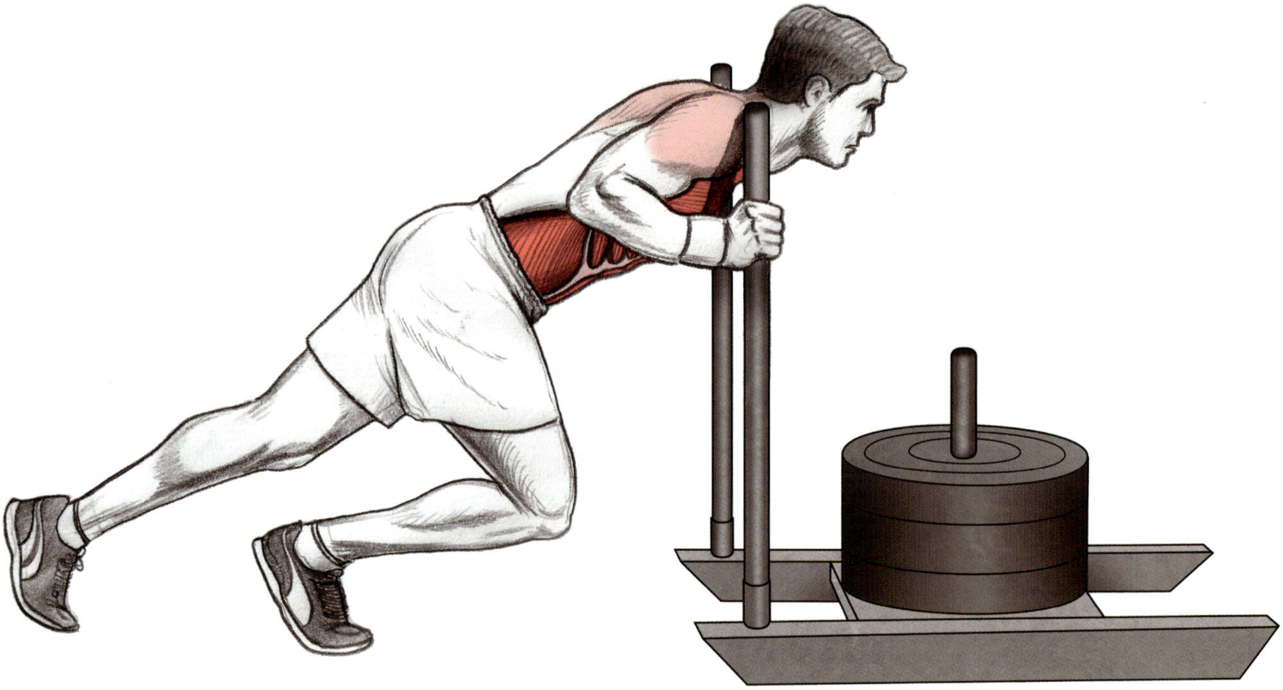

관련된 근육

- 코어 근육, 복직근, 복사근, 요근 등이 길항근을 안정화시켜 준다.
- 대둔근, 승모근
- 하지, 단거리 달리기에 필요한 모든 근육(2장)

운동면

- 시상면

운동축/운동 관절

- 발목, 무릎, 엉덩이, 어깨 및 팔꿈치의 측면 움직임

효과

- 특정 스포츠 동작으로의 전환, 가속
- 하지에서 시작된 힘을 몸통을 통해서 사지로 전달

움직임 패턴

- 동적인 코어, 위치 이동

연속체의 요구 사항

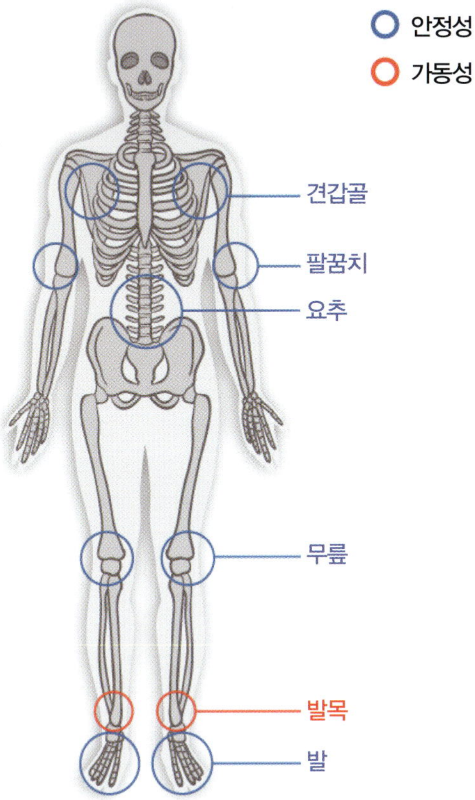

시작하기 전에: 검사와 평가

1. 하향: 보행과 런닝의 운동패턴을 정확히 할 수 있어야 한다.
2. 하향: 조절된 구조적 안정성이 같은 패턴에서 작용되어야 한다.
3. 보행의 푸시오프 동작에서 대칭성을 위한 안정적이고 비대칭적인 운동들.
4. 항신전 패턴과 이와 연관된 구조들.

하향과 상향의 방법

(−) 파트너의 도움으로 저항을 받아 진행한다.

(+) 경사진 평면에서 진행하여 난이도를 높일 수 있다.

주의사항

- 가동성 부재: 발목과 골반 기울기.
- 동적인 상황에서 모든 움직임 연속체가 안정성을 지닌다.

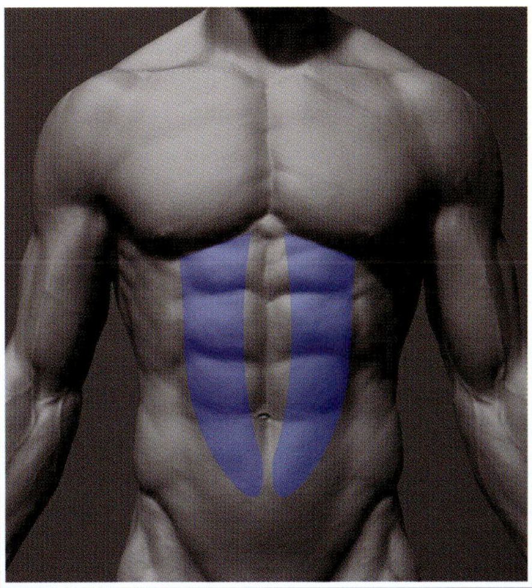

핵심 내용

- 가동성 부재: 발목과 골반 기울기.
- 동적 상황에서 모든 움직임 연속체가 안정성을 지닌다.

썰매 끌기

동적인 운동 중에서 가장 진보된 동작 중 하나이다. 우리는 몸통을 단단히 고정시켜 플랭크 동작을 수행해야 할 뿐 아니라 상하체의 협응을 유도해야 한다.

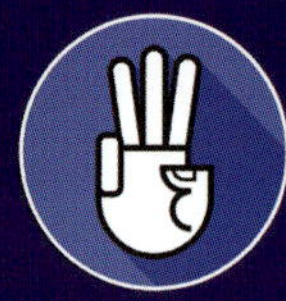

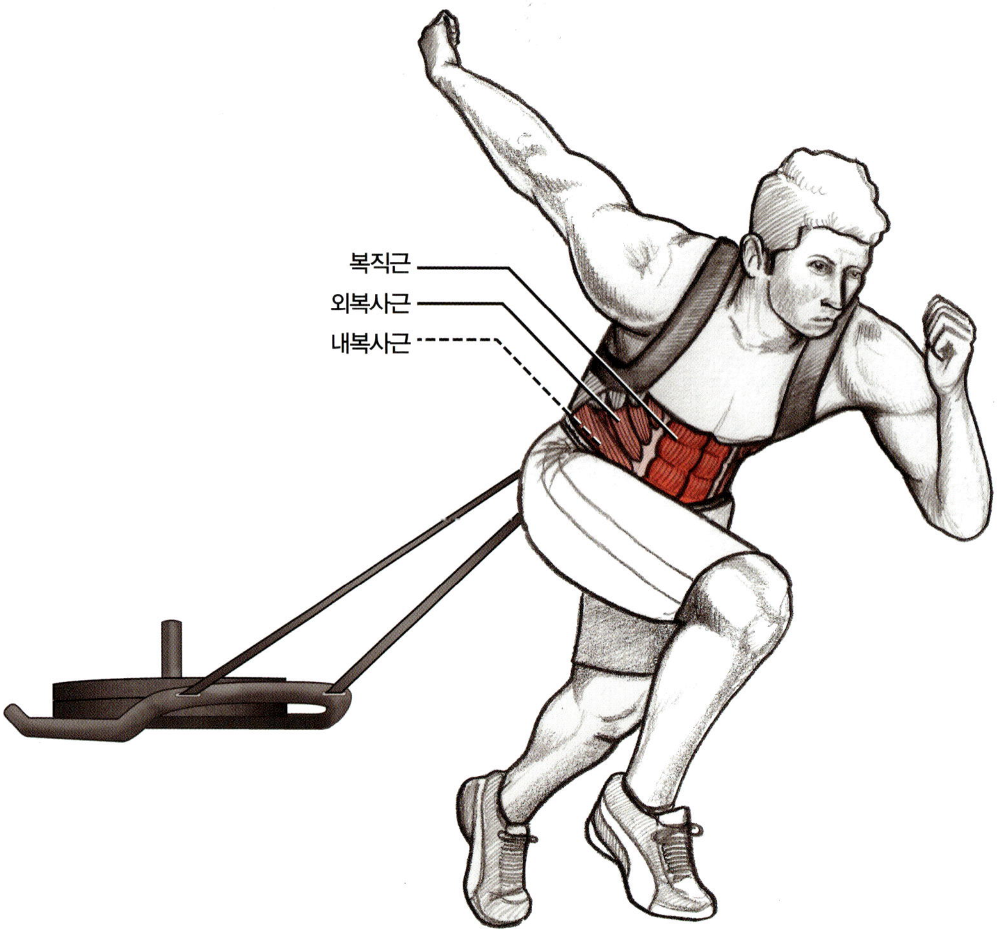

관련된 근육

- 코어 근육: 복직근, 복사근, 요근
- 중둔근, 대둔근
- 하지: 단거리 달리기에 필요한 모든 근육(2장)

운동면

- 시상면

운동축/운동 관절

- 발목, 무릎, 엉덩이, 어깨에서의 내측면

효과

- 특정 스포츠 동작으로의 방향 전환
- 가속

움직임 패턴

- 동적 코어, 이동

연속체의 요구 사항

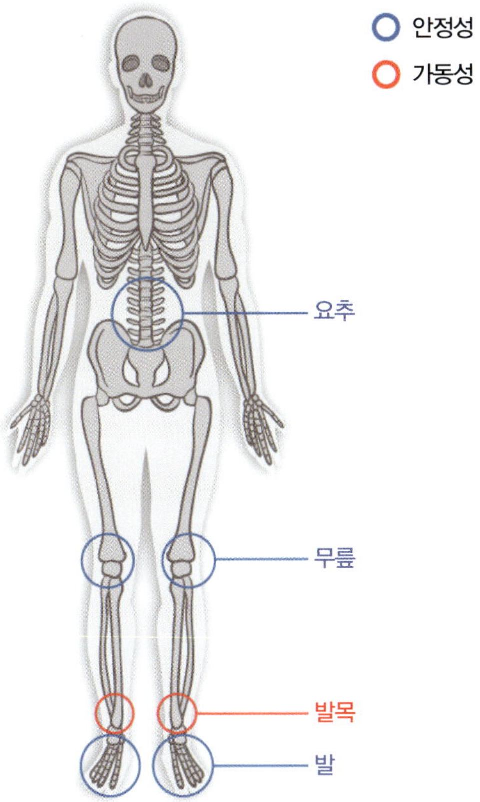

시작하기 전에: 검사와 평가

1. 보행과 달리기 패턴이 정상적으로 진행되는지 확인한다.
2. 1번의 패턴에서 구조적 특성을 고려하여 난이도를 조절한다.
3. 달리기의 대칭성 발달을 위한 불안정하고 비대칭적인 운동을 수행한다.
4. 항신전 패턴과 이와 연관된 구조를 확인한다.

하향과 상향의 방법

(−) 파트너의 도움을 받아 고무밴드를 사용한다.

(+) 경사진 면을 사용하여 난이도를 높일 수 있다.

주의사항

- 가동성 부재: 발목과 골반 기울기.
- 동적인 상황에서 모든 움직임 연속체가 안정성을 지닌다.

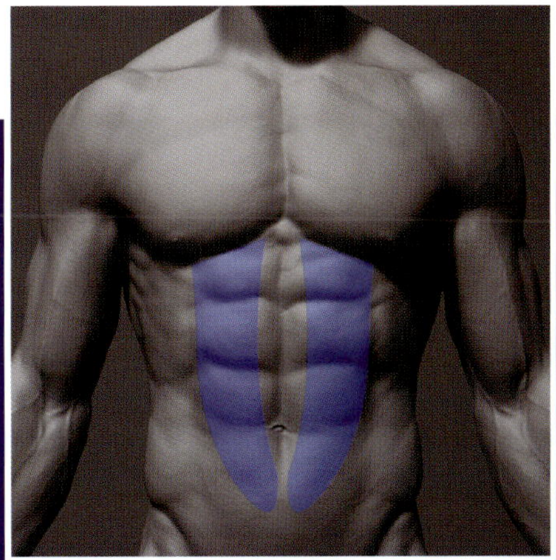

핵심 내용

- 무게 부하가 몸통을 신전시킨다.
- 굴곡근들이 주로 작용한다. 복직근과 복사근 사이에 있는 근육들이 몸통을 신전시키기 위해 등척성으로 작용한다.

몸통에서의 움직임

지금까지 우리는 코어가 앞에서 정의한 역할을 수행하기 위해 몸통을 단단히 고정시켜 발생한 힘을 전달하는 장치로써 분석했다. 하지만 인체를 살펴보면 몸통이 기능장애나 병리적 상태에 도달하더라도 움직임을 생성할 수 있다는 것을 알 수 있다. 역사적으로 신체의 준비 운동 과정에서 몸통을 움직이는 것이 일반적이었지만, 최근에는 몸통의 움직임을 피하는 것이 추세이다. 이러한 내용이 과장되게 받아들여져 대다수의 사람들은 몸통의 움직임을 피하려고 한다.

몸통에서 어떤 동작이 가능한지 알기 위해서는 몸통의 구조와 허용되는 운동 범위를 알아야 한다. 또한 척추의 움직임이 발생하는 특정 스포츠를 고려할 필요가 있는데, 발생할 수 있는 신체의 불균형과 잠재적 부상을 예방할 수 있다. 아래에서는 생리적 관점에서 발생할 수 있는 몸통에서의 움직임과 비생리적 움직임 모두 관찰해 보겠다.

몸통에서 발생하는 전체 움직임

1. | 굴곡
2. | 신전
3. | 기울임
4. | 회전

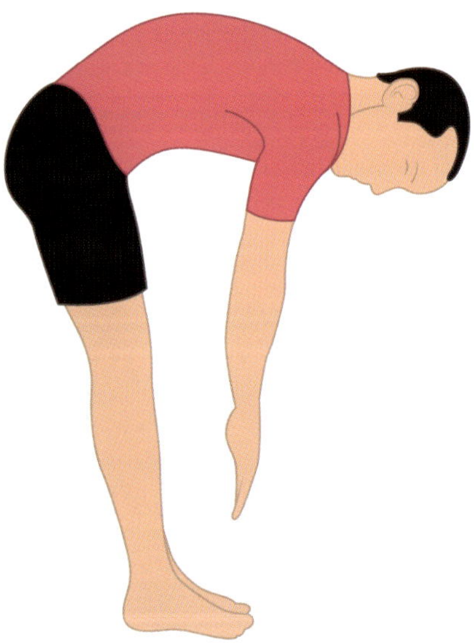

그림 3.29 굴곡

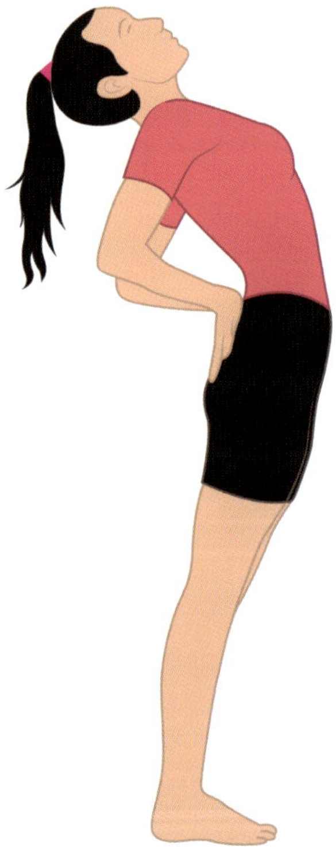

그림 3.30 신전

1. 굴곡은 몸통이 구부러지는 것을 말한다.

2. 신전은 몸통을 곧게 펴는 것을 말하며, 과신전은 몸통을 과하게 펴는 것을 의미한다.

3. 기울임은 오른쪽 혹은 왼쪽에서만 발생한다. 측면 기울기라고도 부르며 지정된 방향으로 움직인다.

4. 회전은 왼쪽 혹은 오른쪽으로 이루어져야 하며, 몸의 배를 기준으로 회전을 정의한다.

우리는 이미 단면적을 통해 등척성으로 작용하는 근육을 정의했는데, 이 경우에는 동일하지만 움직임을 피하는 것이 아니라 움직임을 생성하는 것이다. 이 질적이라고 설명되는 근육을 발견하면 해당 근육이 위치한 **반대쪽 회전**을 생성한다는 것을 의미한다.

다음 페이지에서는 언급된 근육 중 일부와 그 기능에 대해 설명한다.

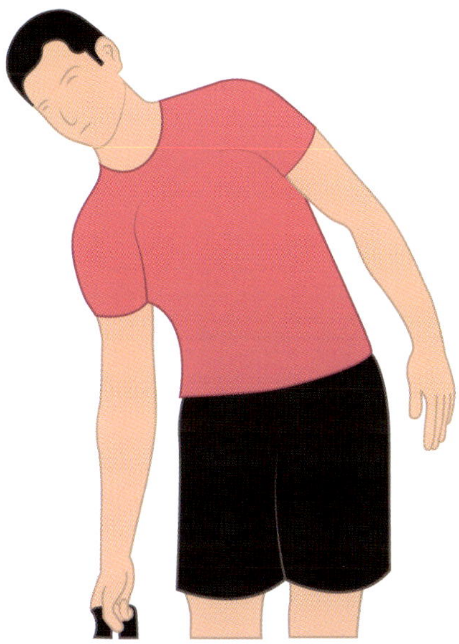

그림 3.31 오른쪽 기울기

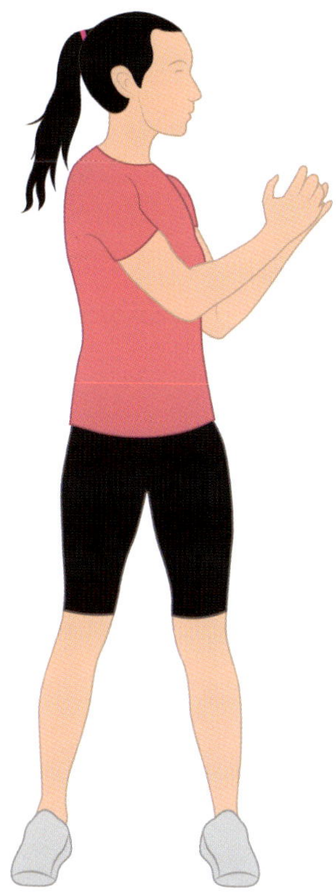

그림 3.32 왼쪽 회전

신전근

- 장늑골근
- 횡돌극근
- 광배근
- 장늑근

측면 기울임 근육

- 내복사근
- 외복사근
- 요방형근
- 장늑골근
- 요근

몸통 굴곡근

- 복직근
- 내복사근
- 외복사근
- 요근

회전근

- 내복사근
- 외복사근(항회전)
- 횡돌극근(항회전)
- 요근(항회전)

척추와 디스크

몸통 움직임이 디스크에 미치는 영향을 이해하려면 먼저 척추의 구조를 파악해야 한다. 디스크는 척추뼈 사이에 있는 구조물로 하중을 지탱하고 압력을 분배하는 역할을 한다. 척추 디스크는 다음과 같은 물질로 구성되어 있다.

- **척추의 수핵:** 수핵의 겉을 둘러싼 테두리가 압력을 분배하는 역할을 한다. 즉, 척추가 받는 모든 힘이 수핵의 테두리에서 분산된다. 수핵의 다른 특징 중 하나는 '친수성'이다. 이 특성 덕분에 수핵은 부풀어 오를 수 있고 이로 인해 하중 지지력을 증가시킬 수 있다.
- **섬유테:** 수핵을 둘러싸며 동심원 모양을 이루어 교차 경사층을 구성한다. 즉, 표면에서 깊은 층까지 여러 층의 섬유가 삽입되어 있으며 표면은 수직으로, 심부는 수평으로 배열되어 구성된다. 이러한 구조로 인해 디스크는 모든 평면에서의 움직임에 저항할 수 있다.

이제 몸통의 굴곡과 신전 시에 디스크에 가해지는 하중에 대해 분석해 보겠다.

몸통을 **굴곡**시킬 때, 극돌기가 척추뼈에서 멀어지며, 수핵이 후방으로 이동한다. 디스크는 전방으로 압축되고 해당 부위에 디스크의 두께가 감소하며 후방으로의 압력이 증가한다. 척추의 아래쪽 관절의 골돌기는 위로 뻗어 있으며, 아래쪽과 위쪽 관절은 분리된다. 이들은 주로 척추뼈 사이의 움직임을 담당하는 활액막형 관절이다.

신전을 할 때는 극돌기가 서로 맞붙으며 수핵이 전방으로 이동한다. 디스크가 후방으로 압축되고 전방으로 장력이 증가하여 디스크 후방의 두께가 감소한다. 관절의 골돌기는 서로 더욱 깊숙이 쐐기로 박혀 있다.

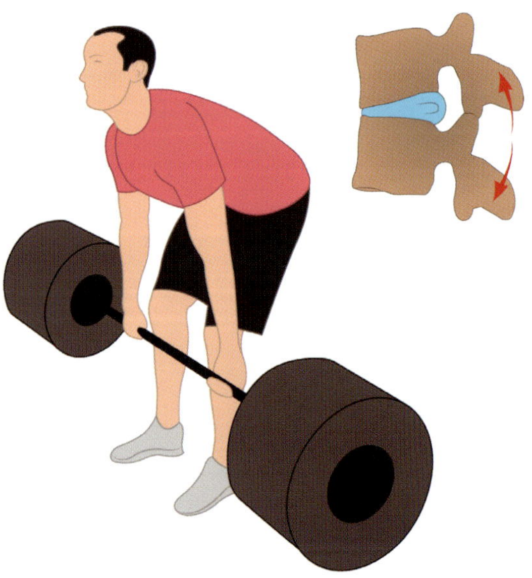

그림 3.33 잘못된 몸통 굴곡과 그로 인한 디스크의 영향

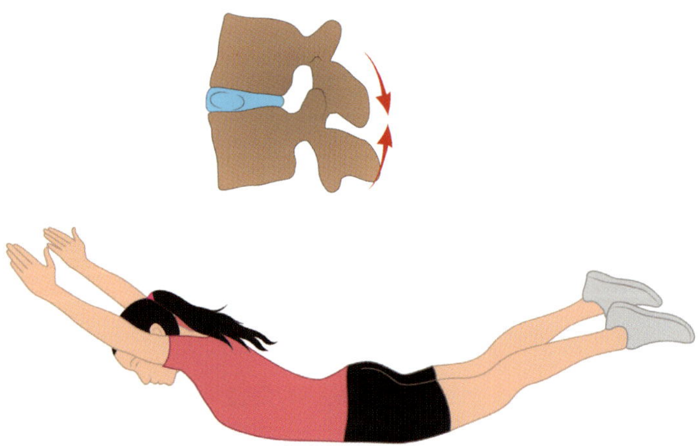

그림 3.34 몸통 신전이 디스크에 미치는 영향

복직근

복직근은 신체의 미적인 요소를 위해서 가장 자주 언급되는 근육 중 하나일 것이다. 최근 수십 년 동안 이 근육은 과대평가되어 왔지만 모든 복부 근육은 기능적인 관점에서 중요하다.

기시점과 정지점은 다음과 같다.

기시점

- 치골의 안쪽 가장자리와 윗면

정지점

- 5번째 늑연골과 늑골
- 6번째 늑연골과 늑골
- 7번째 늑연골과 늑골

정확한 정지점을 아는 것은 흥미롭지만, 실용적인 측면에서 우리가 알아야 하는 것은 복직근은 치골에서 갈비뼈 중간까지 이어지는 근육이라는 것이다. 이 근육의 배열은 수축할 때 치골과 갈비뼈가 서로 가까워지게 하여 몸통을 구부러트리거나 휘게 만든다.

이 근육의 작용은 다음과 같다.

- **동심성 수축 시:** 몸통의 굴곡과 골반의 후방경사를 유도한다. 윗몸일으키기와 레그 레이즈 같은 운동은 골반의 후방경사를 동반한다.
- **신장성 수축 시:** 몸통 신전의 브레이크 역할을 하며 골반의 앞굽음을 일으킨다. 복부의 신장성 수축은 레그 레이즈 동작에서 네거티브 작용을 한다.
- **등척성 수축 시:** 몸통의 신전을 저지한다. 플랭크, 사이드 플랭크, 터키쉬 겟업, 썰매 밀기와 끌기, 롤 아웃과 같은 운동이 있다.

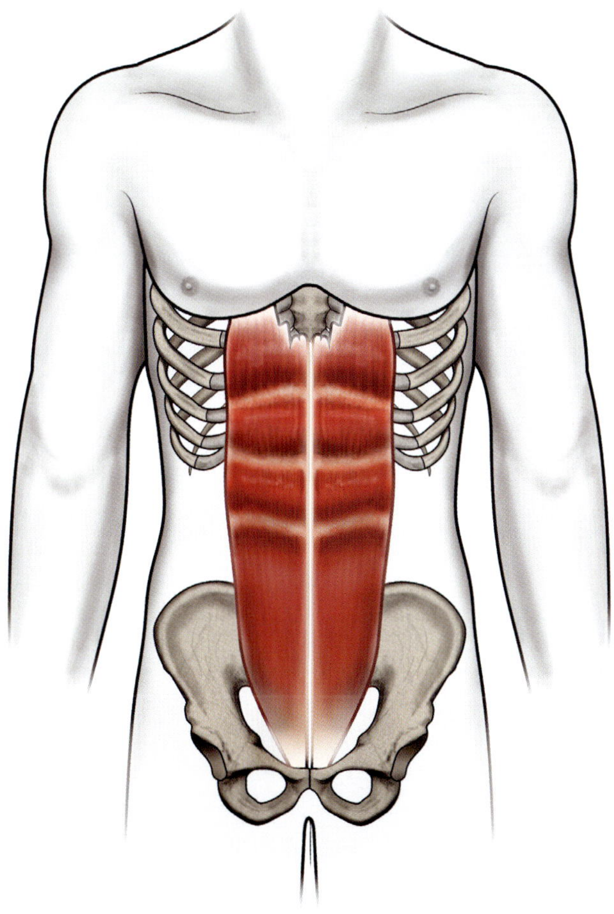

그림 3.35 복직근

복사근

복사근은 전외측 벽에 위치하여 굴곡 동작을 보조한다. 몸통 기울임뿐 아니라 회전 동작에도 기여한다.

기시점과 정지점은 다음과 같다.

내복사근

기시점

- 전상장골극(ASIS Anterior Superior Iliac Spine)
- 장골능선에서 시작하여 전방의 3/4 지점에 해당하는 흉요근막
- 5번째 요추의 극상돌기

정지점

- 하단부의 늑연골

외복사근

기시점

- 장골능선의 위쪽
- 서혜인대
- 백색선

정지점

- 5~12 갈비뼈 및 갈비뼈의 하각

정확한 정지점을 아는 것은 흥미롭지만, 실용적인 측면에서 우리가 알아야 하는 것은 다음과 같다. 내복사근은 골반에서 갈비뼈를 타고 이어져 있다. 이는 위치적으로 외부에서 내부로 연결되며 같은 측면으로 회전을 야기한다. 또한 양 측면에서 근육이 수축을 하면 몸통을 굴곡시킨다. 외복사근이 수축하면 반대 방향으로 몸통이 회전한다(대측회전). 또한, 치골에서 갈비뼈까지 이어지는 근육이기 때문에 수축하면 두 구조가 가까워져 몸통을 구부리거나 휘게 만든다.

이러한 근육의 작용에서 다음을 발견할 수 있다.

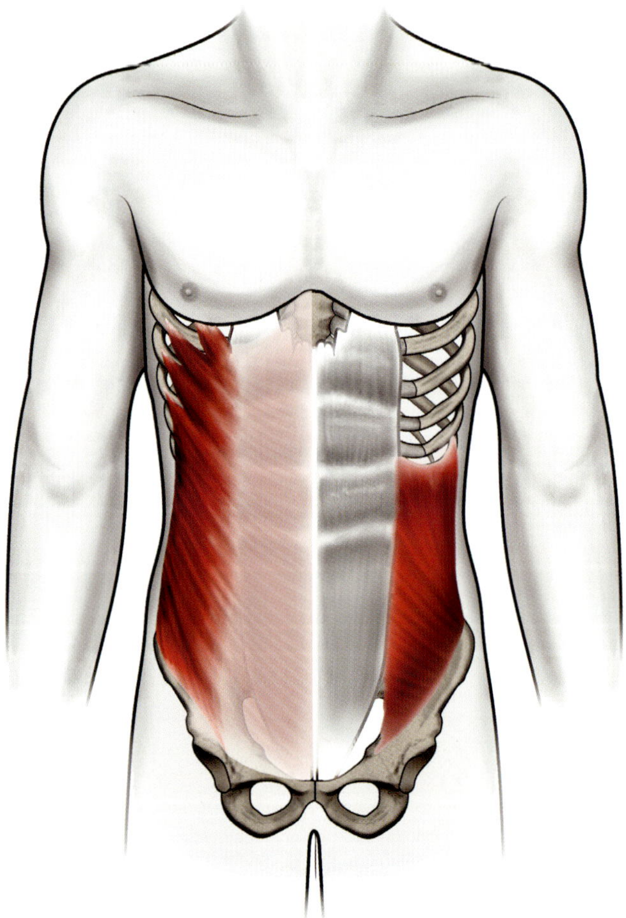

그림 3.36 내복사근(왼쪽)과 외복사근(오른쪽)

이러한 근육의 작용은 다음과 같다.

동심성 수축 시

- 몸통을 한쪽으로 굴곡시킨다.
- 양쪽으로 몸통을 굴곡시킨다.
- 동측 회전(내복사근)
- 대측 회전(외복사근)

이러한 동작은 크런치, 크로스 크런치, 사이드 밴딩과 같은 동작에서 찾아볼 수 있다.

신장성 수축 시

- 반대쪽 기울임 동작에 길항작용을 한다.
- 신전 동작에 길항작용을 한다.
- 대측 회전을 한다.

등척성 수축 시

- 몸통 전체를 신전시킨다.
- 반대 방향으로 몸통을 기울이다.
- 반대 방향으로 몸통을 회전한다.

이에 대한 예시로 플랭크, 사이드 플랭크, 터키쉬 겟업, 썰매 밀기 & 끌기, 롤 아웃과 같은 운동이 있다.

해부학적 관점에서 볼 때, 내복사근은 반대측면에 있는 외복사근과 같이 작용한다. 예를 들어 오른쪽의 내복사근이 수축하면 오른쪽으로 몸통이 회전한다. 동시에 왼쪽의 외복사근이 수축하면 오른쪽으로 몸통을 회전시킨다. 이 둘은 기능적으로 같이 작용하며 하나가 주동근으로 작용을 하면 다른 하나는 이를 보조해 준다. 예를 들어 신장성 수축으로 인한 몸통의 왼쪽 회전에서 오른쪽의 내복사근과 왼쪽의 외복사근이 기능을 한다. 몸통의 완전한 왼쪽 회전을 피하기 위해, 오른쪽의 내복사근과 왼쪽의 외복사근 등척성 수축을 통해서 이를 완전히 예방한다.

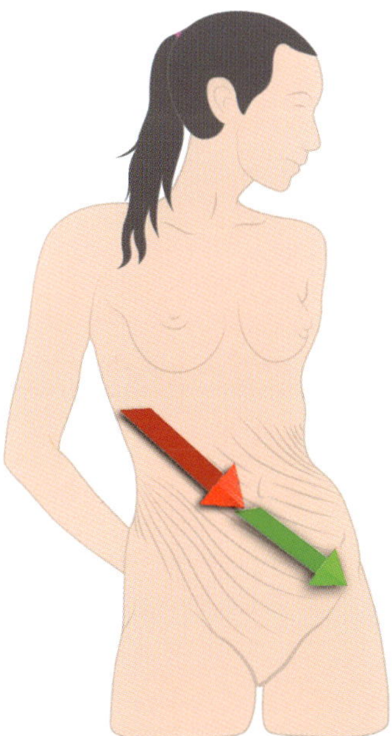

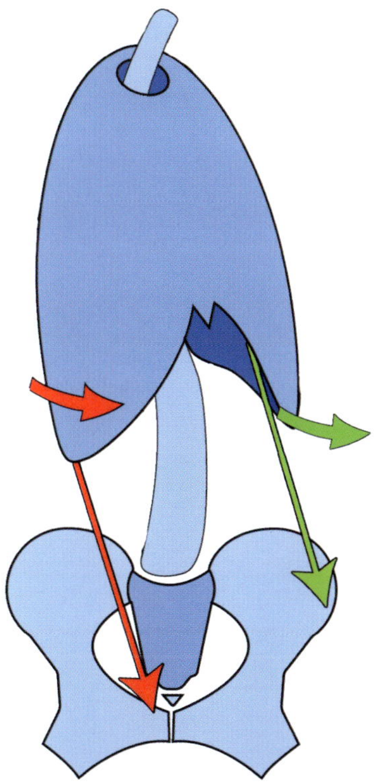

그림 3.37 녹색 사선은 내복사근, 빨간 사선은 외복사근을 나타낸다. 이 둘은 연속적인 기능적 회전 라인을 형성하며 실제로 몸통의 회전 움직임을 만들어 낸다. 『카판지 해부학』(2017)

윗몸일으키기

미용 목적으로 과거부터 가장 사랑받아 온 근육은 복직근이다. 이러한 복직근을 단련할 수 있는 윗몸일으키기는 오래전부터 꾸준히 사랑받았다.

중급자

운동 방법

1. 윗몸일으키기에는 다양한 변형 동작이 있다. 갈비뼈 아래에서 골반으로 접근하는 방법부터 엉덩이를 위로 구부려서 완전히 올라가는 방법 등이 있다.

2. '컬업' 동작에서는 요추는 가만히 내버려 두고 몸통을 구부려 올라간다.

3. 고전적인 '윗몸일으키기'에서는 엉덩이를 바닥에 붙여 두고, 고관절을 굴곡시켜 상체를 일으켜 세운다.

4. '컬업'과 '윗몸일으키기'의 마지막 자세를 유지하기 위해 복직근과 복사근이 등척성으로 작용한다.

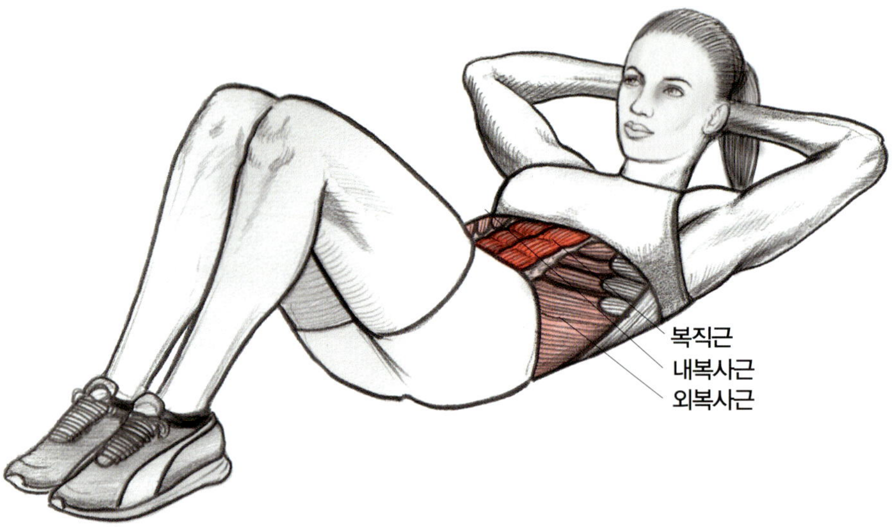

관련된 근육

- 복직근, 내복사근, 외복사근
- 요근, 봉공근, TFL, 대퇴직근

운동면

- 시상면

운동축/운동 관절

- 측면
- 엉덩이와 척추

효과

- 몸통 굴곡 동작에 특화되어 있다.
- 기능적 측면을 제외한 '미용' 목적으로 적합하다.

움직임 패턴

- 몸통의 굴곡

연속체의 요구 사항

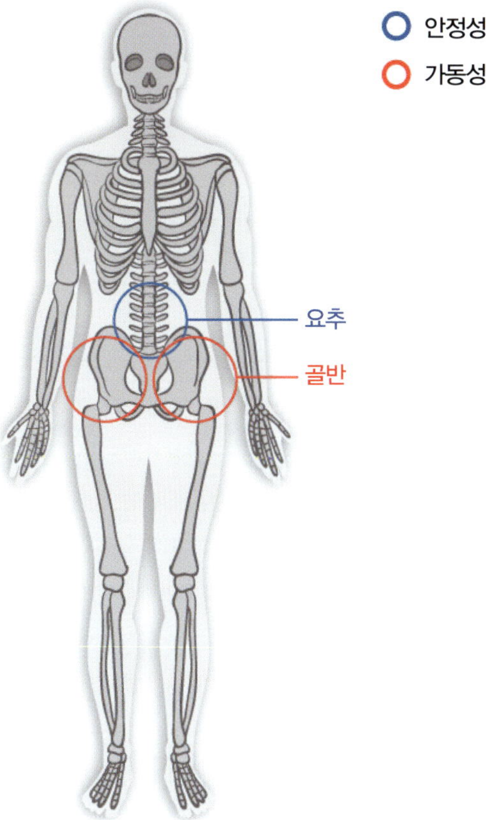

시작하기 전에: 검사와 평가

1. 디스크, 척추 병리, 탈장 혹은 통증을 유발하는 기타 부상은 없는지 확인한다.

2. 컬업을 수행했을 때 혹은 수행한 후에 통증이 없는 경우에만 윗몸일으키기로 넘어간다.

3. 목과 머리의 보상 작용이 발생하지 않게 조심한다.

4. 고전적인 윗몸일으키기는 나쁜 운동이 아니다. 목표에 맞추어 진행하면 훌륭한 성과를 얻을 수 있다.

하향과 상향의 방법

(−) 먼저 누워서 하는 컬업은 허리 아래에 손을 대고 자세를 유지하면서 복부를 수축하여 상체를 일으켜 세운다.

(+) 무게를 추가하여 웨이트 싯업으로 진행한다.

주의사항

- 가동성이 부족하다.
- 안정성: 컬업은 허리를 안정적으로 유지하지 못한다. 윗몸일으키기 동작은 하체를 몸통에 고정하여 허리를 안정시키지 못한다.

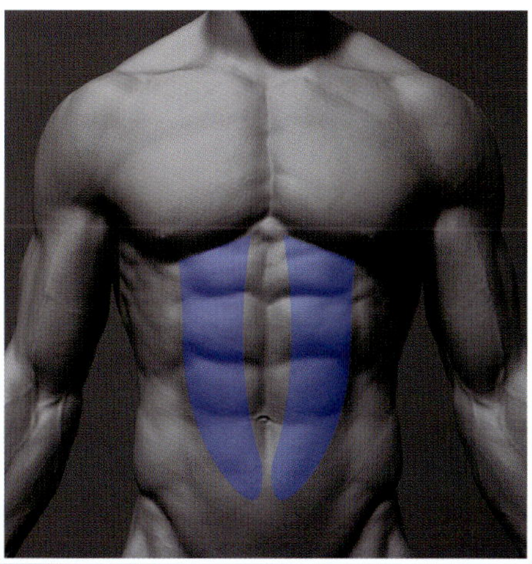

핵심 내용

- 윗몸일으키기 동작은 움직임에 저항하는 것이 아니라 움직임을 자극하는 것이기 때문에 코어 작용은 두드러지지는 않는다. 컬업과 윗몸일으키기 모두에서 몸통을 굴곡했을 때 등척성 수축이 유발되며, 해당 위치에서의 특정 유형의 코어가 될 것이다.

요방형근

요방형근은 생각하는 것보다 더 깊은 곳에 위치하고 있으며, 척추의 중앙 부위에 가깝게 자리 잡고 있다.

근육의 정지점과 기시점은 아래와 같다.

기시점

- 장골의 후면 부위

정지점

- 12번 늑골의 아랫면과 요추 1-4번의 횡돌기

기시점

- 12번 늑골의 아랫면

정지점

- 요추 1-4번의 횡돌기

정확한 정지점을 아는 것은 흥미롭지만, 실용적인 측면에서 우리가 알아야 하는 것은 요방형근이 장골능의 후면부에서 12번 늑골의 하각과 4번 요추의 횡돌기에 부착된다는 점이다. 따라서 장골능에서 척추 혹은 척추에서 장골능으로 이어지는 근육 섬유망을 형성한다.

요방형근의 기능은 다음과 같다.

- **동심성 수축을 하면** 갈비뼈와 골반의 측면이 서로 더 가까워져 몸통을 한쪽 방향으로 기울게 만든다.
- **구심성 수축을 하면** 갈비뼈와 골반 사이의 공간을 늘리면서 동작에 제동을 걸어 준다.
- **등척성 수축을 하면** 몸통이 기울어지는 것을 방지할 수 있다. 슈트케이스 캐리와 파머스 워크와 같은 동작에서 등척성 수축이 발생한다.

맥길(2014)과 같은 몇 명의 저자들은 몸통을 굴곡하고 신전하는 동작에서도 요방형근이 활성화된다고 여기고 있다.

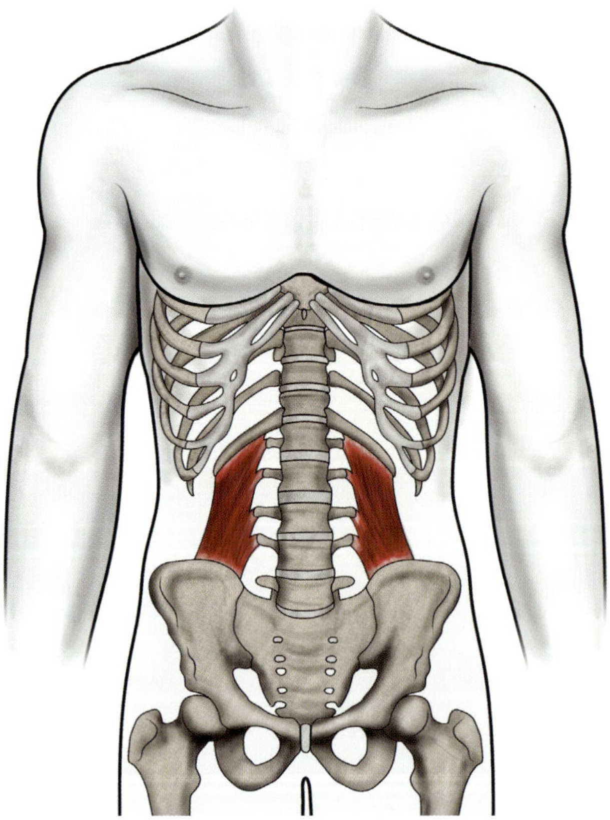

그림 3.38 관상면의 요방형근

흉요추 근막

흉요추 근막은 등 뒤쪽에 뻗어 있는 희끄무레한 색의 섬유조직이다. 몸통의 등 쪽을 가로질러 뻗어 있으며 다양한 구조를 감싸고 있다. 요추와 흉추의 극돌기와 장골 후방과 같은 뼈 구조에 삽입되어 있어 근막의 가장 윗부분에 있는 복횡근, 내복사근, 광배근 등을 통해 이러한 구조와 결합한다. 등 쪽 부위의 척추 근육을 둘러싸고 있으며 요추 부위에서는 3개의 근육결로 나누어져 있다.

근막은 척추 주변의 광배근, 장늑근, 가로돌기를 감싸고 있다. 이 모든 근육들이 연속적인 구조 조립되면 근막은 전체 신전 그룹 중 가장 긴 모멘트암을 가지게 된다. 이러한 이유로 일부에서는 몸을 신전시키는 조직으로 작용할 것이라고 제안하며, 다른 연구에서는 후방 벨트처럼 기능할 것이라고 제안한다(Mcgill 2012).

흉요추 근막은 상지(팔에서 광배근)와 후방의 몸통 벽면(장늑근, 횡돌기, 요방형근) 그리고 앞쪽 복부(내복사근, 복횡근)를 이어 주는 힘의 큰 단일 요소가 된다. 광배근의 전면 복부와의 부착은 복벽의 긴장과 함께 근막의 뻣뻣함을 더하여 불안정성과 조직 손상의 예방을 위해 몸통 안정화 증가에 크게 기여한다. 또한, 흉요추 근막은 둔근과도 연관성이 있다. 흉요추 근막은 하지에서 몸통을 연결해 주는 기능적인 역할을 수행하며, 둔근은 중간에서 다리 역할을 한다. 탄성 에너지를 축적시키는 역할을 하는 근막은 몸통을 신전시키는 중요한 역할을 한다. 예를 들면 고중량을 들어 올려야 하는 상황에서 근막은 에너지를 축적시킬 뿐 아니라 몸통이 굴곡되는 걸 방지하기 때문이다.

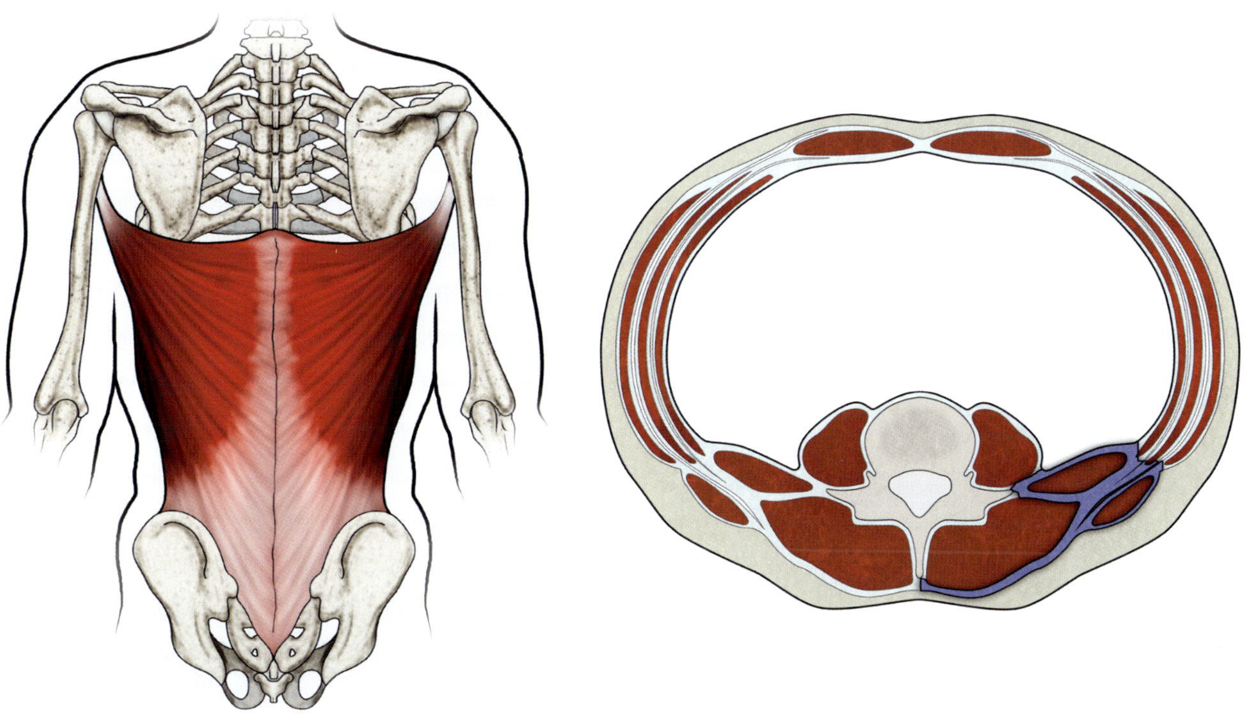

그림 3.39 광배근 옆에 있는 후면 근막. 단면적에서 파란색의 3개의 근막 층을 확인해 볼 수 있다. 전면은 요방형근과 인접해 있고, 중앙은 요방형근의 후방과 연결되며, 후면은 허리 근육들과 연결되어 있다

운동 범위

척추의 광범위한 운동 범위는 이 책의 마지막 장의 내용이다. 많은 사람들이 척추의 내용은 이 책의 몸통 파트에서 언급해야 한다고 생각할 수 있지만, 오히려 척추의 구조와 기능에 대해 다룬 후가 더 적합하다. 척추 관절에서 얼마나 많은 움직임이 발생하는지 절대로 정확히 알 수 없다(왜냐하면 척추는 해부학적 다양성을 지니며 각각을 측정할 수 없다). 따라서 이 책에서는 모든 측정의 평균값을 사용한다.

요추의 움직임 값

- 굴곡: 60°
- 신전: 35°
- 기울임: 20°
- 회전: 5°

흉추의 움직임 값

- 굴곡: 45°
- 신전: 40°
- 기울임: 20°
- 회전: 35°

경추의 움직임 값

- 굴곡: 40°
- 신전: 60~70°
- 기울임: 35~45°
- 회전: 60~80° (아틀라스/축 40°)

이는 참고 사항이며 사람마다 값이 상이할 수 있다. 트레이닝 모델에 따라 운동 중에 척추가 이 값을 초과해도 건강에 해롭지 않을 수 있다. 하지만 이러한 초과값은 인체의 불균형을 초래할 수 있는 과가동성의 원인이 될 수 있으므로 주의해야 한다.

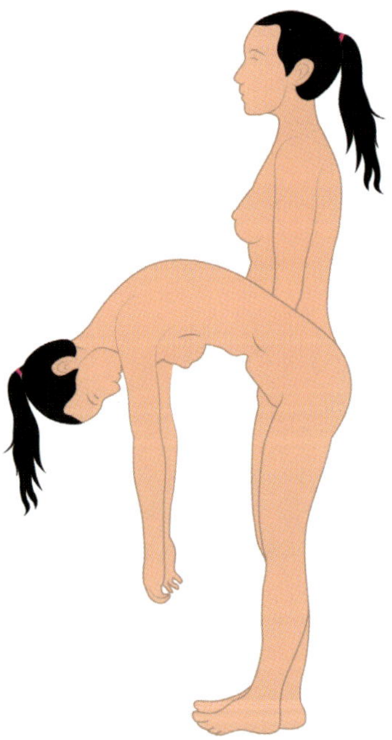

그림 3.40 몸통 굴곡

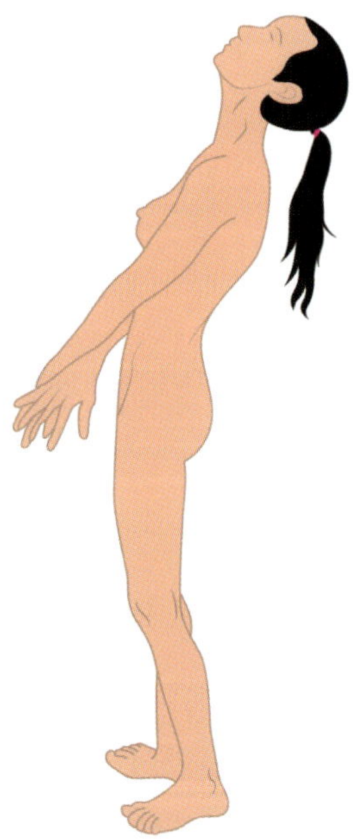

그림 3.41 몸통 신전

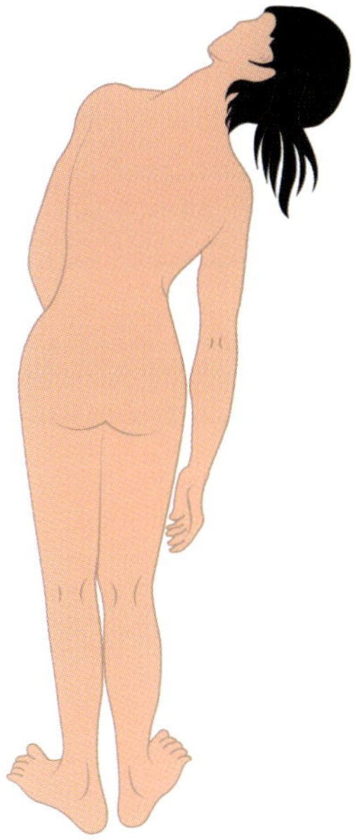

그림 3.42 측면 굴곡

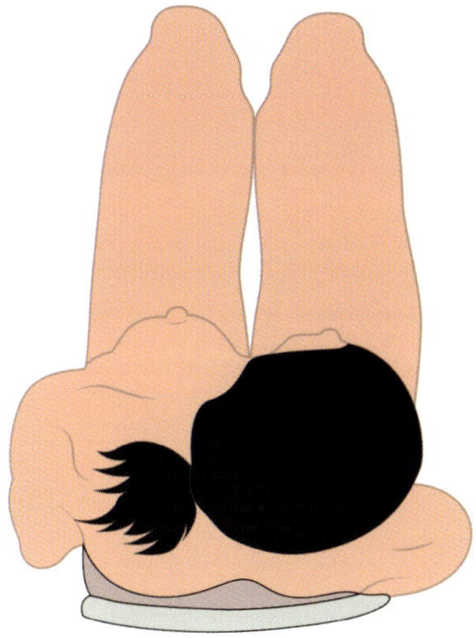

그림 3.43 회전(『카판지』 2008)

아래의 그래프(그림 3.44)를 보면 요추부 위는 흉추에 비해 굴곡 범위가 크지만, 경추에 비해서는 크지 않다. 일반적으로 운동을 처방하거나 지도할 때 이러한 움직임 특성을 알고 있는 것이 중요하다. 안정성과 가동성의 개념을 다시 살펴보면 가동성은 다른 척추 분절의 강직성에 반응하여 증가한다. 유사하게, 안정성은 다른 분절의 가동성 손실의 보상 작용으로 떨어질 수 있다.

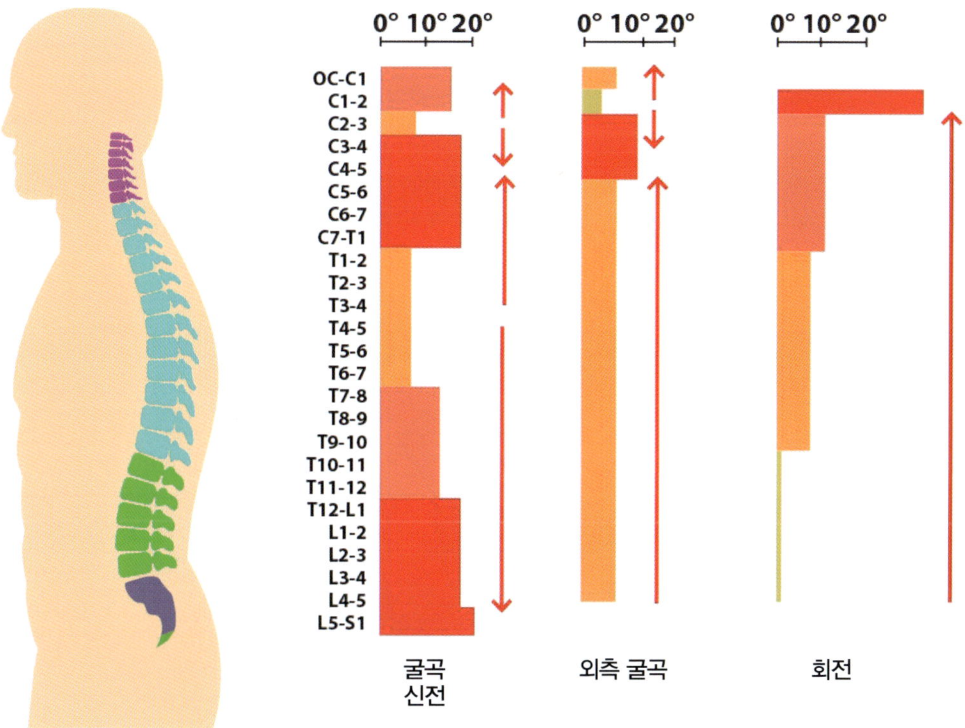

그림 3.44 척추 움직임에 대한 시각 자료(Based on Nordin and Frankel 2001)

골반

골반은 장골과 천골, 꼬리뼈 접합부로 여겨진다. 골반은 몸통의 기저부에 위치하며 복부를 지지하고 장기를 담기 위한 용기 역할을 한다. 여성의 경우 임신 발달과 출산 메커니즘이 일어나는 장소이다. 골반은 몸통의 일부이지만 하반신과 연결되는 요소이기도 한다. 일반적으로 골격은 축골격(천골, 척추, 두개골)과 부속골격(사지)으로 나눌 수 있다. 견갑골과 쇄골로 구성된 견갑대는 좌우 양쪽에 위치하며, 사지와 몸통을 이어 준다. 골반대는 하반신과 몸통이 결합되는 지점이며 이 주제는 하반신만을 다루는 2번째 권에서 다룬다.

시상면

- 굴곡과 전방 경사
- 신전과 후방 경사

골반의 굴곡은 척추 움직임을 동반하고 골반을 허벅지 쪽으로 끌어 올린다. 골반이 허벅지 쪽으로 향하지만 척추 움직임이 동반되지 않는 것을 전경이라고 한다.

우리는 고관절에서 굴곡이 일어날 때 요추 굴곡이 동반되지 않는다고 말한다. 반대로, 고관절 전경은 고관절과 요추에서 움직임이 발생하지 않는다. 하지만 골반을 앞뒤로 움직이게 하는 요추 움직임이 증가됨에 따라 요추 전만증이 증가할 수 있다.

관상면

- 오른쪽 측면 기울기
- 왼쪽 측면 기울기

골반 기울기는 골반이 기울어지는 것을 말한다.

수평면

- 오른쪽 회전
- 왼쪽 회전

몸통 회전에서와 마찬가지로 골반의 앞쪽 면을 변수로 사용한다. 골반의 앞쪽이 오른쪽으로 돌면 오른쪽 회전, 골반의 앞쪽이 왼쪽으로 돌면 왼쪽 회전이다.

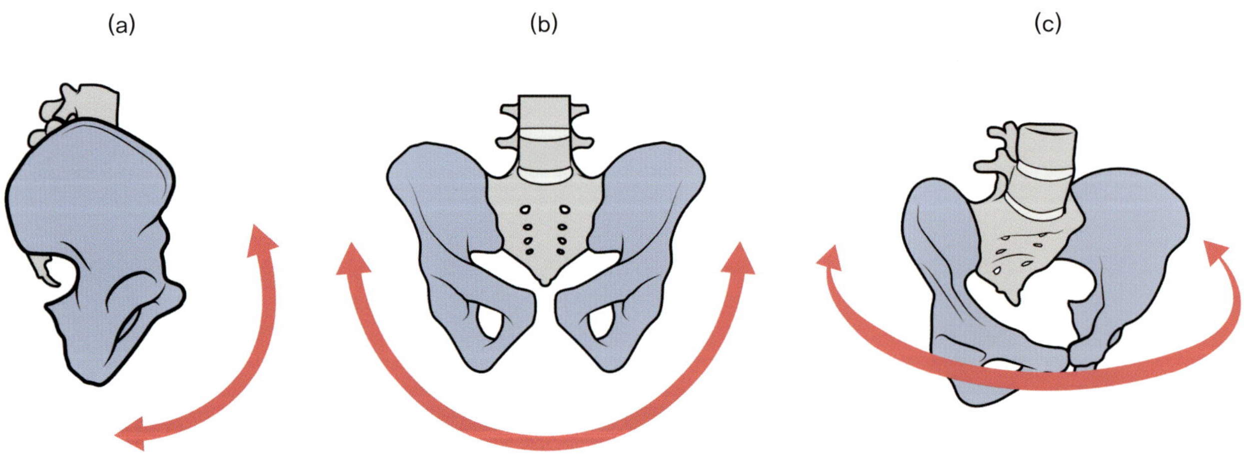

그림 3.45 (a) 시상면에서 골반의 굴곡과 신전. (b) 관상면에서 골반의 기울기. (c)수평면에서 골반의 회전.

결론

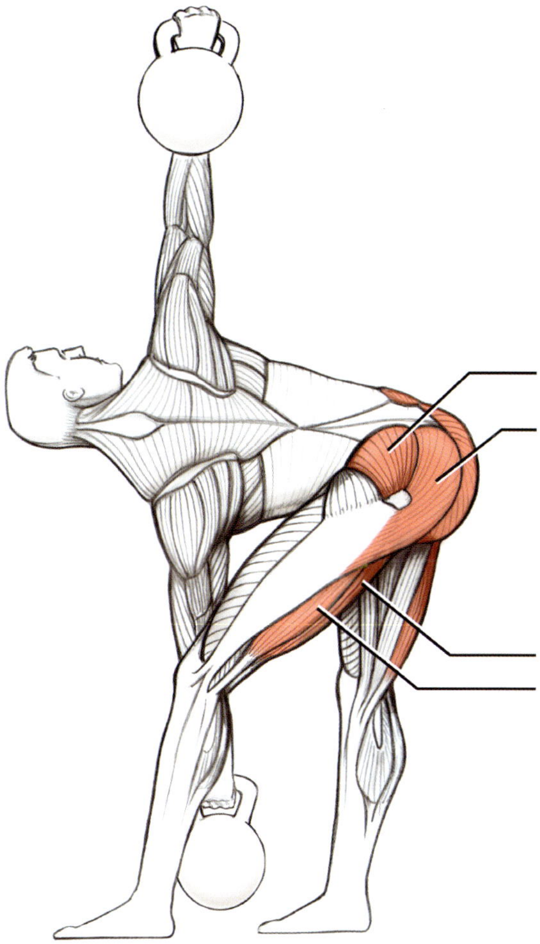

이 책은 3권으로 구성된 내용 중 첫 번째이다. 이 첫 번째 책에서 다음 책의 내용을 이해할 수 있는 기본 개념과 참고 문헌의 상당 부분을 포함하고 있으며, 마지막 페이지에는 인용한 참고 문헌이 기재되어 있다.

앞으로 다룰 내용들

다음 권에서는 골반과 하지에 대해서만 초점을 맞추고, 스쿼트, 데드리프트, 스윙, 런지 및 점프와 같은 고전적인 운동들을 다룰 것이다. 또한, 마지막 책에서는 더욱 복잡한 기능해부학 및 생체역학과 턱걸이, 푸시업, 벤치 프레스와 같은 상체 운동에 대해 다루며 마무리할 것이다.

함께해 주시고 성원해 주신 여러분께
감사드립니다!

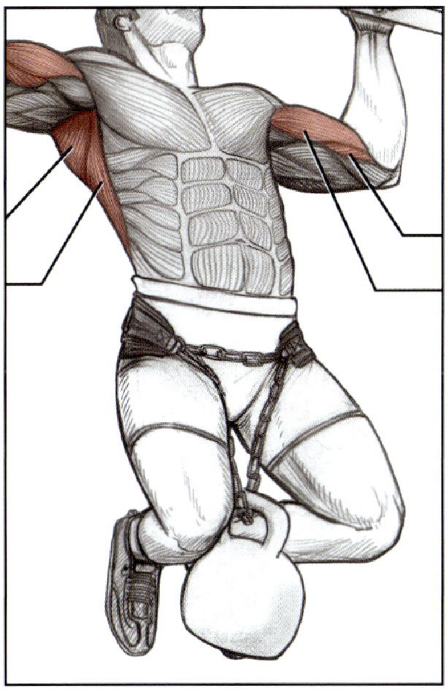

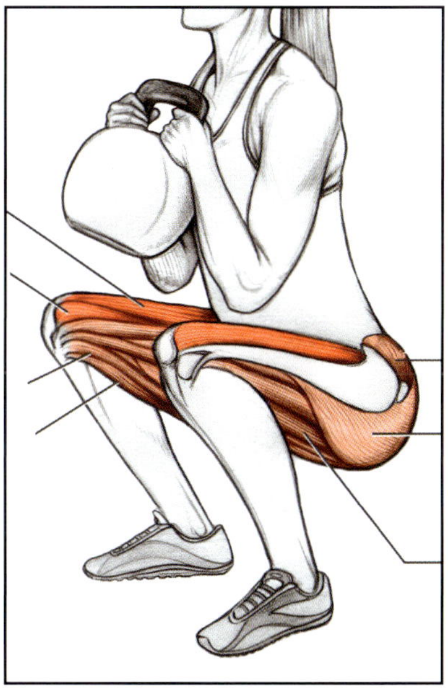

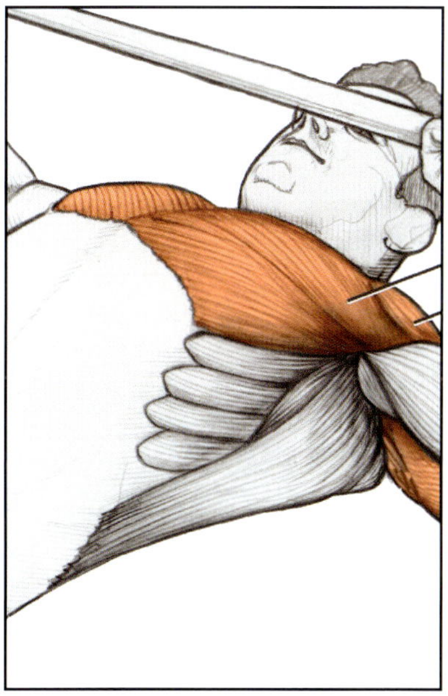

참고 문헌

Boyle Michael. (2010). Advances in functional training. On target. California.

Bordoli Daniel. (1995). Manual para el análisis de los movimientos. CEA. Buenos Aires.

Cailliet Rene. (2004). Biomecánica. Marban. Spain.

Calais-Germain. (2007). Anatomy of movement. Eastland Press. Seattle.

Contreras Bret. (2019). Glute Lab. Victory belt. California.

Contreras Bret. (2014). Bodyweight Strength training anatomy. Human Kinetics. USA.

Cook Gray. (2010). Movement. On target. USA.

Delavier Frédéric. (2017). Guía de los movimientos de musculación. Paidotribo.

Drake/Vogl. (2005). Gray anatomía para estudiantes. Elsevier. Madrid.

Greenman Philip E. (2005). Principios y práctica de la medicina manual. Panamericana. Argentina.

Guedes, Milo, Costa. (2018). Manual de caminata del granjero. Edición propia. Buenos Aires.

Guedes Gonzalez Jorge. Balance de condición en cruz.

Hamill Joseph. (2015). Biomecánica bases del movimiento humano. Wolters Kluwer. Philadelphia.

Hainaut Karl. (1976). Introducción a la biomecánica. Jims. Barcelona.

Horschig Aaron. (2016). The squat Bible. Squat university LLC.

Kapandji A.I. (2008). Fisiología articular. Panamericana. Madrid.

Kendall Florence. (2007). Kendall´s músculos pruebas funcionales postura y dolor. 5° Ed. Marban. Spain.

Liebenson Craig. (2008). Manual de rehabilitación de la columna vertebral. Paidotribo. Barcelona.

Mcgill Stuart. (2007). Low Back disorders. Human Kinetics. USA.

McGill Stuart. (2014). Ultimate Back Fitness and performance. Backfitpro. Ontario.

Milo Jerónimo. (2020). Kettlebells edición definitiva. Edición de autor. Buenos Aires.

Myers Thomas. (2014). Anatomy trains. Elsevier. China.

Nordin y Frankel. (2001). Basic biomechanics of the musculoskeletal system. Lippincott Willams y Wilkins.USA.

Raimondi Paolo. Cinesiología y psicomotricidad. Paidotribo. Barcelona.

Rasch Philip J. (1991). Kinesiología y anatomía aplicada. El Ateneo. Buenos Aires.

Rippetoe Mark. (2017). Starting Strength. Aasgaard. Texas.

Rouviere-Delmas. (2005). Anatomía Humana Descriptiva, topográfica y funcional. 11 Ed. Elsevier.

Schüttvnke y otros. (2011). Prometheus 2° edición. Panamericana. Madrid.

Starret Kelly. (2013). Becoming a supple leopard. Victory Belt. USA.

Testout / Latarjet. (1969). Tratado de anatomía Humana. Salvat. Madrid.

Willams y Warwick. (1996). Gray Anatomía. Churchill Livingstone. Madrid.

역자에 대하여

대표 역자 조요셉

- NTFA(National Training For All) 강사
- positive me 8기 엠배서더
- 『속도 기반 트레이닝』 공동 역자

공동 역자(가나다순)

김무성

- 경희대학교 운동생리학 박사과정
- 서울본브릿지병원 대외협력 팀장
- 화성의과학대학교 겸임교수

김성언

- 세종대학교 스포츠산업학과 교수
- 프리미엄 피트니스 펄스짐 대표
- 대한운동학회 이사

김용주

- 남서울대학교 스포츠건강관리학과 외래교수
- 충청대학교 스포츠재활학과 외래교수
- 더바른몸PT 대표

김재등

- 수원대학교 스포츠과학부 조교수
- 한국운동생리학회 이사
- 대한윈드서핑카이트보딩연맹 이사

박원일

- 중앙대학교 전임연구원
- 중앙대학교 학교체육연구소 선임연구원
- 고려대학교 체육교육과 강사

박주영

- 차의과학대학교 스포츠의학과
- (현) 재활&PT 위아핏 팀장
- NTFA(National Training For All) 강사

백형진

- Ph.D 의학박사, DO, DN
- 가천대학교 특수치료대학원 운동치료학과 겸임교수
- 비엠에듀 총괄이사, 대한예방운동협회 협회장

우연준

- 경희대학교 대학원 스포츠의과학 석사
- (전) 강남초이스병원 재활운동센터 메디컬 트레이너
- (현) 삼성생명 배드민턴단 의무트레이너

우예훈

- 헬스케어 웨이브 피지컬 케어 전문가
- 세종대 스포츠산업대학원 스포츠헬스케어 전공
- 법무부 및 외교부 관공서 기업 웰니스 전문 강사

이상욱

- 헬스케어 웨이브 피지컬 케어 전문가
- 세종대 스포츠산업대학원 스포츠헬스케어 전공
- 구청 및 법무부 관공서 기업 웰니스 전문 강사

전선혜

- 중앙대학교 체육교육과 교수
- 중앙대학교 스포츠지도사 연수원장
- 교수창업기업 THE FIRSTEP CEO

차범걸

- 바디어스 대표(CFSC, SFG, FRC)
- NASM-CPT, CES, PES, GFS
- 택티컬 퍼서널 트레이닝 협회 부산 지부장

한승철(SFG1)

- 국민대학교 스포츠건강재활학과 졸업
- (전) 광혜병원 스포츠의학센터 운동사
- (현) 위아짐 퍼스널트레이너

Fuerza. Entrenamiento. Anatomía : análisis e integración de conceptos Volume 1

시리즈 1. 코어

힘 · 훈련 · 해부학

통합 개념 및 분석

1판 1쇄 펴냄: 2024년 2월 20일

지은이: 제롬 마일로
옮긴이: 김무성, 김성언, 김용주, 김재등, 박원일, 박주영, 백형진,
우연준, 우예훈, 이상욱, 전선혜, 조요셉, 차범걸, 한승철
펴낸이: 권오현
펴낸곳: 대성의학사

출판등록 2009년 6월 22일(제301-2013-095호)
서울특별시 중구 을지로 126-1 (을지로3가, 3층)
전화 02)2279-3444 / 팩스 02)2285-0108
Homepage www.medibook.co.kr

값 23,000원

ISBN 979-11-90868-40-2(13690)